A WORKOUT A DAY KEEPS THE DOCTOR AWAY

# 大夫訓練 Ⅰ

## 新世代的
## 主動式健康指引

骨科醫師
**吳肇基** 著

# 目次
## TABLE OF CONTENTS

---

第 1 章
# 人人都能抵抗衰老退化的新認知

第 2 章

# 肌肉、肌力和骨質是寶貴資產

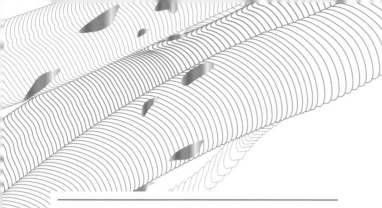

第 3 章

## 認識肥胖及其解決之道

# 典範轉移已經開始

怪獸肌力及體能訓練中心總教練──何立安博士

很多人知道，吳大夫是我的好友兼工作夥伴和怪獸訓練電台主持人 Josh 哥的親哥哥，但很多人不知道的是，這位「Josh 哥的哥哥」從小就是一位多才多藝、功課超好的風雲人物。至今我可以說，他是我認識的人當中數一數二聰明的泰坦級怪物，他做事條理分明、治學嚴謹，而且以無比堅毅的態度閱讀科學文獻，傳說中那種「比你聰明又比你努力的人」，他一定是其中一個。有這樣一位傑出的醫師，願意花數年的時間，閱讀無數的科學著作，進行無數次的實務訓練，來釐清維持健康生活的正確訓練方式，實在是國人之福。所以，當出版社邀請我為這本書寫推薦序的時候，我感到無比的榮幸。

當今社會最重要的議題之一，是人口結構逐漸步入「超高齡社會」，預估在 2025 年，台灣 65 歲以上的人口將超過 20%。不過，在我們更進一步討論之前，我們先來思考一個弔詭的現象，那就是，長壽其實一直是人類夢寐以求的夢想，從古到今長壽都是一種祝賀詞，反之短命則是一種罵人的話，但是當人類終於達到群體性的高齡的時候，我們看到的不是幸福美滿和驕傲，反而是醫療、經濟和社會方面的危機。從個人到家庭，從社會到國家，我們看到的超高齡社會是一個充滿危機的社會，年輕人因照顧長輩而心力交瘁，長期臥床的老人久病厭世，醫療保險制度面臨沉重的壓力，而這些重擔注定要壓在少子化世代的年輕人身上，一個時代的驚濤駭浪即將到來，多年前我就曾撰文，這是一個清晰而迫切的危機。

當今國家對於超高齡社會的因應對策，有三個值得探討的層面：醫療、長照和運動，這三個層面各有各的優點，也各有各的局限，透過對這三種對策的分析，我們可以更深入了解這個無比巨大的危機，以及還有什麼更好的策略可以更有效的逆轉超高齡社會的衝擊。

要探討醫療、長照和運動這三個策略對超高齡社會的因應效果，我們可以從「介入時機」「介入功效」和「後續問題」等三個角度來探討。

首先探討醫療，嚴格說起來，醫療不算是專門針對超高齡社會的對策，只是

因為超高齡人口通常具有某些生理的衰退，夾雜著急性或慢性的疾病，才讓醫療系統無可避免地被捲入超高齡社會的危機裡。醫療的介入時機通常是生病之後，所以在沒有生病之前，是不需要看醫生的，換言之，醫療系統把健康定義在「沒有生病」的狀態，所以一個人就算已經肌肉流失、體力下滑，甚至行動能力大不如前，在沒有達到疾病的程度之前，都不是需要醫療處理的問題。

因此，醫療在抗衰老方面扮演了較為被動的角色，這種以醫病為目的的系統，如果想要從被動轉為主動，仍然會有許多限制，比方說，「預防勝於治療」是一個大家都朗朗上口的老話，但是實際進行的方式，往往是提早針對一些疾病進行篩檢，期望在病程早期就先發現，然後提前開始治療。這樣的做法對於許多罹患慢性病但渾然不知的人來說是很重要的，但是這樣的做法也有兩個後續的問題，第一是，如果健檢的結果大致良好，「只不過身體有些衰老退化」，則在篩出任何有藥可治的疾病之前，這個結果會被視為一個皆大歡喜的結果，就是還沒生病，生活型態不需要調整，就這樣開心過日子，直到下次健檢發現真的生病再來吃藥不遲。但事實上我們知道，放任身體衰老是百病叢生的序曲，沒有篩出疾病不表示身體狀態良好，坐等發現疾病時再來吃藥的態度，幾乎注定會等到某種疾病。

第二個問題是，一旦篩檢發現疾病，醫療系統通常會開始建議服藥，偏偏許多藥物都只是在治療或緩解症狀，而非針對病根或身體素質進行本質上的改善，一旦開始服用這些慢性藥物，往往只能抑制症狀，卻沒有阻止病程的發展，此外，隨著發現的症狀越來越多，開立的藥物也越來越多，「多重用藥」的情況會逐漸發生，最終，藥與藥之間產生的交互作用讓身體負擔越來越大，也讓開藥越來越困難，若生活型態不發生任何改變，單靠多重用藥一路用下去，走到這一步幾乎很少有回頭路。所以，醫療作為抗衰老的對策，其實是有高度的限制的。

長照系統算是直接為了超高齡社會產生的策略，但與其說這是個策略，不如說這是一個因應需求而產生的產業。長照的介入時間是失能以後，當高齡者已經衰退到無法生活自理的地步，就只好啟動長照機制，在居家環境或是專屬機構裡進行老人照護。照護過程其實是一個等待的過程，生命的終點已經幾乎可以預測，但是日常生活還是需要各種協助，才能夠讓一天一天的等待生活過得稍微平順一些。但從這個角度來看，長照系統裡鮮少具備「逆轉衰退」的功能，因為整個系統的基本設計，就是為了已經衰退到無可逆轉的狀況而服務的。

從現實的角度來看，長照系統絕對有其必要，所以問題不在於長照系統的對或錯，當前主要的問題是，這種原先設計來解決最糟的狀況的系統，被許多人當作解決所有狀況的系統，換言之，整個社會有一種傾向，就是跳過諸多可以抵抗衰老的手段，從退化的一開始就等待長照來臨的一天。

長照系統的另一個問題是生活品質問題，很多目前常見的手段與其說是照護，不如說是續命，讓一個已經病弱不堪的身體在各種支持系統的協助下多活幾年。這樣的生活品質通常不盡理想，甚至會引發一些對於生存意義和生命價值的探討，在極度低落的生活品質下續命，壽命延長的數字意義對很多人來說已經沒有太大的價值。

　　運動算是政府政策當中相對較為積極的一環，而且其實政府在這方面的投入已經有多年的累積，從各縣市的運動中心，到定期舉辦的健走踏青活動，以及風景名勝和國家公園對長輩族群的優惠或免費開放，加上醫療院所和衛教機構定期舉辦的示範教學和免費講座，一再顯示政府早已認知到，運動有助於提升健康、延緩失能進而提升生活品質。如果是這樣，那不就剛好補足了醫療和長照系統的局限了嗎？如此一來，我們的超高齡社會大戰略，就已經面面俱到了嗎？

　　事實當然不如想像中理想，而這可能跟幾個因素有關。首先，政府在推動運動健康的過程中，為了統籌公共資源，同時讓公共資源效益極大化，所以在政策制定的過程中，將「運動」「活動」「競技」和「訓練」混為一談，郊外踏青是一種活動，在運動中心跳有氧舞蹈是一種運動，在公共球場打網球是一種競技，而唯有「針對特定身體素質進行有計劃的長期提升手段」可以稱為「訓練」。人體的衰老其實有很特定的退化和流失現象，具體而言，是肌肉、骨質、神經系統及代謝功能的流失，讓身體越來越衰弱，越來越無法抵禦急性慢性疾病的侵襲，運動、活動和競技或許有機會「剛好」刺激到一些想要的能力，但是缺乏有系統的規劃和執行手段，其實往往成效甚微。這並不表示運動、活動和競技都不該做，事實上避免「靜態生活」是追求健康生活的重要途徑，運動、活動、競技甚至勞動都對這一點有所助益，但是對人體在老化過程中飛速流失的肌肉、骨質、神經系統及代謝功能來說，單靠遠離靜態生活是無法達到效果的。你或許會問，運動就運動，動一動就好，有必要搞得那麼複雜嗎？如果你曾經這樣想，其實也沒什麼，你只是跟絕大多數的民眾、官員和非運動領域的專家一樣，還不知道運動科學在過去五十年的重要進展。運動科學已經發展到研究劑量反應關係的程度，不同的運動訓練方式有截然不同的效果，也就是因為如此，運動訓練才成為超高齡社會的關鍵技術。

　　讓我們來探討一件事，就是「抗老化應該要從幾歲開始？」是六十歲？七十歲？八十歲？還是五十歲？答案其實比你想像得早了許多。即便我們知道高齡者拿起重量開始進行訓練，也會跟年輕人一樣開始逐漸進步，但是我們也知道，衰退得越厲害，進步就越困難。如果可以從人體尚未衰退就開始進行訓練，其實不但可以將身體素質拉到前所未有的高點，還可以延續相對強壯的狀態一路到老。人體因自然生長而達到的體能高峰大概在二十歲左右，如果接下來不要過得太不

健康，這個體能的高峰應該可以延續到三十歲左右，但接下來，各種衰退就會開始悄悄發生。

當衰退開始發生以後，如果不做任何事情，接下來的數十年身體狀況通常是一路下滑。在平均壽命四、五十歲的年代裡，大概在看到什麼可怕的退化之前，人生就已經登出，但是在平均壽命超過八十歲的社會，三十歲開始退化，直到接近平均壽命的年紀時，會經歷長達半世紀的退化過程，換言之，現代人的「退化歷程」比古代人的一輩子還長。這也就是為什麼歷史上鮮少留下可供參考的抗老化資料，因為高齡如此少見，即便有怎樣的發現，也難逃倖存者偏誤或是隨機事件的影響。

所以，與其等到體力衰退、力不從心甚至不良於行才開始尋求解方，不如使用更積極的方式來面對這個時代的挑戰，而這個策略，稱為「主動式健康行為」。所謂的主動式健康行為，不同於過去大家所說的預防醫學，前面已經提過，許多預防醫學手段最後都流於「提早篩檢」和「提早開藥」，主動式健康行為則不一樣。主動式健康行為從年輕時期就利用飲食、訓練和生活作息等方式，將身體素質提到最高，這不但可以在身體最能適應訓練的年紀進行訓練，也可以在人生的早期養成健康的習慣和紀律。隨著年齡增長，訓練累積的身體資產讓人達到基因允許的最佳身體狀態，同時再用各種健康的行為維持這個最佳狀態，已經有非常多的經驗告訴我們，人體是可以一直強壯到晚年的。「主動式健康行為」讓我們持續訓練肌力、鍛鍊體能、遠離垃圾食物、調整生活作息，是我們在這個多變的世界裡最佳的生存策略，主動式健康行為提早建立的身體素質和代謝健康，讓我們在中年以後可以抵禦慢性病的侵害，在老年時仍有生活自理和追求快樂的能力。

過去人類的生活型態無法支持如此長的生命，以致於長壽變成一個國安危機，新式的生活型態可以大幅度扭轉許多不同類型的衰退，讓身體一輩子好用，這才是人類生活型態的典範轉移。

典範轉移已經開始，而吳大夫的這本巨作無疑具有劃時代的意義，從一位醫師的角度出發，釐清各種導致衰弱和退化的機制，再從中抓出我們可以操控的關鍵元素，讓整個世代面對超高齡社會，可以有不同的想像。超高齡社會可以不是一堆危機，而是一群又一群健步如飛的強壯老人，而這必須從青年世代做起，才不會在已知的危機上面一再疊加更多的失能人口。《大夫訓練 I：新世代的主動式健康指引》，教你的不只是科學知識，更是反擊命運的心法，以及扭轉時代危機的關鍵。

# 生理儲備和活動能力
# 才是往後生活品質的真正主宰

臉書粉專「農民教主碎碎念」──熊在田

話說，收到大夫的邀請寫推薦書序使我驚訝，我是一個很小眾只愛寫冷門項目的人，因為性格挑剔，得罪了無數人，大夫找我寫序，不怕會影響銷量啊？

大概在 2017-2018 年左右讀到大夫的文章，他翻譯了一些我早就熟知的外文資訊，當時就能確定他並沒有讀過運動科學相關的項目。畢竟醫師自身需要修讀學習的科目已經夠多，能再修讀運動科學和運動營養，也太逆天。

直到某天，看到他跟別人討論關於有氧、肌力訓練對於健康的影響，以及慢性疾病、代謝症候群之類的題目時，就私訊嗆他根本不知道那題目在說什麼，傳一大堆運動生理之類的課本和文獻轟炸他。令人驚訝的是，他竟然把我傳的書和文獻都嚼下去，然後還能理解，自始結下這緣分。

這與我熟知的網路生態，尤其醫師網紅很不一樣。在自媒體世代，斜槓族、嘴砲專家橫行，只要你敢說就會有聽眾，也不需要考量是不是真的有花心力去鑽研過。我就知道一大堆沒讀過運動營養、臨床營養知識的人，還去搞減重、飲食諮詢等等相關的課程。當大家都愛把一切的毛病找一個兇手去攻擊，例如糖、油、鹽、碳水、蛋白質、脂肪，但問題只出在「飲食」？就沒考慮是不是出在生活型態改變而無法適應？生活太便利，便利到人類忘記了怎麼生活。

在運動營養方面，生物能量學（bioenergetic）和非運動活動產熱（non-exercise activity thermogenesis）是我比較在乎的範圍。在我的認知中，所有的能量需求對於身體來說並沒有差異，無論你稱呼為身體活動（physical activity）、運動（exercise）或訓練（training）。各種型態的活動方式，自然會有其適應性，可以向上強化，或者向下衰退。就生物體而言，並沒有是與非、對與錯，都是適應的一種。

到底需不需要「有氧訓練」或者「運動」？這是一個從不止息的討論題目。作為一個生活即運動、日常活動類似 strongman 且整天跑山林的人，我從來都不

擔心運動不足。問題是在城市生活的那一群人，提抓 5 公斤（一包白米）就是負重，多走 1,000 步就算有氧，這情況實在是令人擔憂。

別忘記，「體況向下衰退」也是適應的一種，當你只能夠接觸到那樣的生活型態，也就只會產生相對的適應。甩手操都能進步是事實，但同時訓練程度嚴重不足也不容置疑。在沒有嚴苛的生存需求之下（負重、覓食、野外求生），訓練自然有其必然性。

在種種考量又或生活條件的限制之下，找出有益於代謝健康、遠離臥床病況的生活方式，是一個有趣的題目。只靠調整飲食方式，無法由根源解決能量代謝上的問題。而每天的時間有限，工作之餘無須去管柴米油鹽、打掃清潔等等瑣事，還能再花兩小時去運動，背後一定是有其他家庭成員的犧牲支援。

將運動變成生活的一部分，配合適當的訓練（尤其負重），大概是相對可行的方式。增加日常的活動量搭配微量訓練法（甚至極微量訓練），這樣每天所花的時間可以出奇的「少」。生活即運動，重量訓練補強，對大部分的人都足矣。在滿足了代謝當量時數之後（總活動量），再做重量訓練強化骨質、肌肉、肌力，以及 HIIT 之類的高強度有氧訓練，實際占用的時間就不會太多。

在資訊爆炸、人人都是專家的世代，資料不嫌太少只會過多。主流範圍大家所在意的健康，往往只是建立在低體脂肪、高肌肉量，而忘記生理儲備和活動能力才是往後生活品質的真正主宰。

健康與否不需要搞太多有的沒的，吃飽動足睡得好，都是老生常談。練太少訓練度不足，不是胖而是肌肉量低，永遠都不能由節食去解決。該吃就吃，讓身體有足夠的養分和材料去修復、成長，比一切都重要。這樣的道理真要講清楚，說簡單其實不簡單，今日大夫將這些學理整理成冊，分享出來，特此推薦。

# 前言

身為骨科大夫，平常接觸到最多的，不是年輕人的運動傷害，就是老年人的退化疾病。對於結構損傷，可以用手術來修復，對於急性發炎疼痛，可以靠藥物來減輕，對於功能的不足，可以靠復健來提升。但是接下來呢？很多傷病源自於肌力不足、姿勢不良，體能太差。不但肌肉本身容易拉傷，也會造成關節容易發炎，因此減少了身體活動，最後導致慢性疾病纏身。許多病患在急性症狀緩解之後，常會問我日常要怎麼保健，才不會再復發，才能預防虛弱衰退。我一開始也不是那麼了解方法，想轉介給復健治療，但因為在健保的制度和限制之下，有時過程和結果也不是那麼令人滿意。

最初是在 2016 年上了怪獸訓練何立安老師的「中老年人終身訓練法」課程，以及在 2017 年參加了「怪獸教練俱樂部」，何老師闡述了原本用來增進運動表現的訓練方法，居然是對抗老化衰弱的終極武器，這讓我像發現新大陸般的大開眼界。一般民眾可能認為醫師既然能夠治療疾病，甚至決定生死，理應十分了解人體的奧秘，所以對於要如何運動訓練來強化身體功能、促進身體健康，醫師自然也應非常了解。但是我要承認，在醫師的養成訓練過程之中，對於運動訓練這個領域的著墨甚少、付之闕如，在這方面的知識程度和普羅大眾相去不遠。也無怪乎在報章媒體和網路社群上，常常會看到打著醫師名號但是怪誕不經的運動訓練方式。

自此我踏入了運動訓練學的領域，研讀有關肌力和體能訓練的相關文獻書籍，開始有計畫的規律自主訓練。我嘗試告訴病患，要怎麼開始訓練，才能長期促進肌肉骨骼和心肺適能的健康。是的，唯有訓

練，訓練出強壯的筋骨，才能預防傷痛，訓練出良好的體能，才能維持身體活動，如此才能預防慢性疾病，避免衰弱失能。

在這個過程中有些心得想要分享，於是 2018 年在 FB 成立「大夫訓練」粉絲專頁。一開始的目的非常簡單，就只是我個人的研讀筆記和心得分享，所以內容自然就是東抄西撿，再加上自己的一些整理。所以如果有讀者發現怎麼文章內容非常的眼熟，不要懷疑，一定是我從別人那兒抄來的。但是站在巨人的肩膀上可以讓我們看得更遠，所以很感謝各位先進前輩給我的啟發和指導，這些文章並不是我獨到的創見，其實就只是集各家之大成而已。在粉絲專頁累積了不少的發文之後，怪獸教練俱樂部的同學，同時也是堡壘文化的欣彥，詢問我是否有意願出版，在那個沒什麼書籍是關於訓練抗老化的年代，本以為這是一件很容易的事情。

想要出版自然就要更嚴謹的蒐集資料，補充內容，再加上這期間又忙著翻譯和審定其他書籍，完稿日期就這麼一拖再拖，但是這樣反而讓這本書更加的完備。書中內容引用的文獻雖然只有兩百多篇，但是在去蕪存菁的過程中，參考的文獻應該超過千篇不止，已然不可考。一開始只是著重在高強度的阻力訓練，也就是「大重量訓練」，尤其是在翻譯《槓鈴處方》的時候，書裡面提到了非常多阻力訓練對於健康的益處，尤其是針對代謝症候群相關的慢性疾病，可以有效的避免病態老化。那時候我就在想，當我們不停推廣著阻力訓練可以促進肌肉、骨質、神經系統的向上適應，可以用阻力訓練對抗老化，而背後的生理機制到底是什麼？

阻力訓練可以促進肌肉、骨質、神經系統的向上適應是顯而易見，就是直接的應力刺激，而且有非常多的研究可以證明。但是對於慢性疾病，大部分的研究還是集中在有氧活動，而且非常明確，心肺適能的好壞與慢性疾病和死亡率密切相關，那麼阻力訓練到底是如何促進身體健康？我先用阻力訓練和慢性疾病的一些關鍵字去搜尋，只能找到阻力訓練的益處，對於背後的生理機制並沒有清楚的說明。就在這個時候，FB 粉絲專頁「農民教主碎碎念」的熊在田提點我另一條路徑——人類之所以能維持健康和向上適應，最重要的是恢復能力。而影響恢復能力最大的，就是能量代謝的功能。

　　那麼要如何增進能量代謝的功能呢？就是要有足夠的身體活動，尤其是現代人過度缺乏身體活動的靜態生活，造成了肥胖以及相關的代謝疾病。當大家認為肥胖是萬病的根源，所以要控制飲食來限制熱量攝取，或是增加運動來促進能量消耗，如此才能製造熱量赤字來減重和避免肥胖，但這完全本末倒置。有足夠的身體活動和良好的能量代謝能力，根本就無須害怕攝取過多的熱量，反而要擔心攝取不足，影響到活動後的恢復和適應。所以，現代生活的缺乏身體活動才是真正萬病的根源。

　　這又和阻力訓練有什麼關係呢？身體活動會產生能量的需求和供應，如此可以促進粒線體的功能和生成，改善能量代謝的能力。但是身體不會管你用什麼器材、做什麼運動，只會設法滿足能量的需求和供應，所以阻力訓練本身就帶有有氧活動的效果，而增強的肌力又可以改善活動功能和增加身體活動，這才是阻力訓練可以促進身體健康

和抗老化的最根本原因，也就是訓練必須包括「肌力」和「體能」，但是先有肌力，體能就可以更安全有效的進步。

在現行健保的醫療方式下，根本就無法好好的衛教病患，或是說病患也無心接受衛教。很多人都只想追求便宜速效的方法，希望吞些藥丸、打個針，無須多做費心費力的事，就可以達到長期的效果。把自我主動保健的責任，寄託在他人的被動醫療上。空有好方法可以把人變強壯變健康，但是實際上能夠接受並且執行的並不多。所以粉絲專頁從一開始個人的筆記和心得，逐漸轉變成觀念的推廣。粉絲專頁成立到現在，累積了數百篇的文章，其實該說的都說了，知易行難，除了知道理論，重點是要去實踐。

除了在我自己身上實踐，也要在他人身上實踐。只有理論沒有實踐，只能算是空談，只在自己身上實踐，只能算是個人經驗，唯有讓他人都能實踐，拿出成果，才能向大家證明真的有效，而不只是畫大餅打高空而已。這就要感謝開蘭安心診所的院長陳柏瑞醫師，非常有遠見的成立「來福力運動復健中心」，並且邀請我加入團隊，在各領域成員同心協力之下，讓診斷、治療、復健、訓練一條龍的目標得以實現，可以拿出實績證明訓練抗老化是正確的方向。

上醫醫未病之病，中醫醫欲病之病，下醫醫已病之病。《槓鈴處方》的作者強納森‧蘇利文原本是一位急診醫師，後來成立「灰鋼訓練中心」（Greysteel Strength and Conditioning），致力於推廣中老年人的阻力訓練。他認為醫師治療的都是已經罹病的患者，常常為

時已晚，不如在罹病之前先教導人們如何訓練來維持強壯和健康。這樣的看法曾經引起一些醫療人士的不滿，認為太過貶低醫療而吹捧訓練。但我認為預防的確勝於治療，而術業有專攻，必須要互助合作。

從醫二十多年，看過無數生老病死，這些當然是生命中的平常，但是看著熟識的病患一年一年的老化衰退，從原本可以行動自如、自行前來，到後來需要兒女接送，甚至最後不良於行，最終沒有再出現，心中難免會有一些感慨。醫療終究有極限，而生命終究有盡頭，要如何才能過得有品質，最後走得有尊嚴，是現代人最重要的課題。

成立粉絲專頁和出書的目的，並不是要讓大家慕名而來增加業績，而是要讓大家相信並懂得自己有能力自我保健，永遠不需要來找我。這本書從最初發想到最後完稿，將近四年之久，不能免俗地要感謝在這段期間支持我的親朋好友。初稿達 20 餘萬字。知識含金量絕對充足，但更重要的是要如何化繁為簡，讓一般民眾能夠輕易的讀懂吸收。在努力地編輯之下拆成兩冊出版，第一冊著重於能量代謝和老化傷病的關係，另外在肥胖和飲食方面也有著墨，最重要的是提醒大家新冠肺炎的問題仍未離我們遠去。第二冊則是解說肌力和體能訓練的原理，該如何去設計和操作，以及訓練和慢性疾病之間的關係與該注意的地方。

期望本書可以讓讀者知道如何用正確有效的方法訓練，維持強壯和健康的身體，有能力去做想做的事，達到想要的目標，才能將人生活得精彩無憾。

# 人人都能
# 抵抗衰老退化的
# 新認知

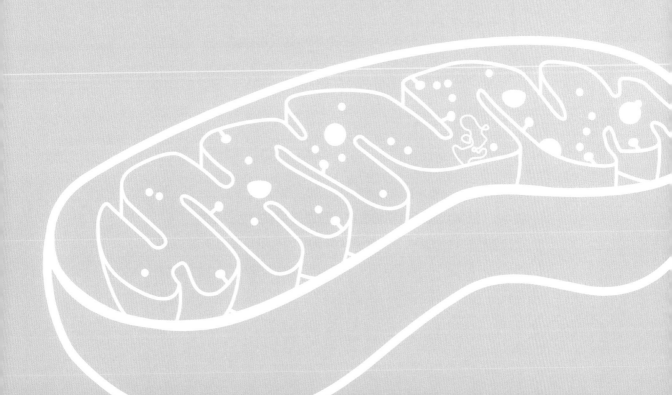

　　隨著醫學進步，台灣人民的平均壽命大幅增加，男性達 77 歲，女性為 84 歲。從健康平均餘命的數據來看，2018 年台灣人口男性的健康平均餘命近 70 歲，女性近 75 歲，與平均壽命相減下來，可知不健康存活的壽命將近有 7-8 年，這代表我們罹患各種疾病的時間有 7-8 年。可以想見，這 7-8 年絕對不是健康快樂有品質的生活，除了必須經歷疾病和治療的痛苦，依賴他人照護，例如攙扶、餵（灌）食、翻身，更不用提無法獨立自主做想做的事、過想過的人生。

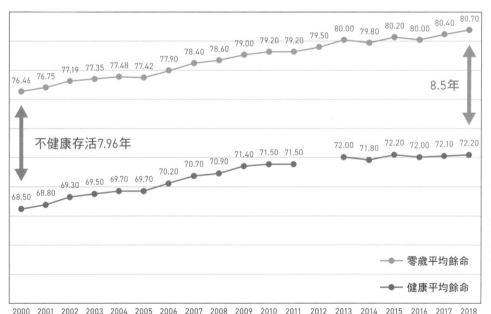

資料來源：國研院科技政策研究與資訊中心PRIDE指標資料庫

**圖 1-1　歷年我國零歲平均餘命與健康平均餘命成長趨勢**

隨著平均餘命的增加，不健康的存活時間也隨之增多。

## 何謂健康平均餘命？

「健康平均餘命」為世界衛生組織（World Health Organization, WHO）於 2000 年發布的健康壽命統計方式，即人類死亡之前，扣除生病失能、無法自由活動的時間之後，所剩下的健康壽命。

在生育率降低的少子化影響之下，情況變得更加嚴峻。台灣 65 歲以上老年人口的比例，即將在 2025 年超過 20%，邁入超高齡社會。這代表每 100 人當中，有 20 人是 65 歲以上老人。由於台灣社會在主動抵抗衰老退化的知識不夠充足，觀念也不普遍，再加上急速降低的出生率，大家可以想像，即使子孫再有心、再勤懇孝順，到時候都將無力承擔眾多老年人衰退失能的照護。

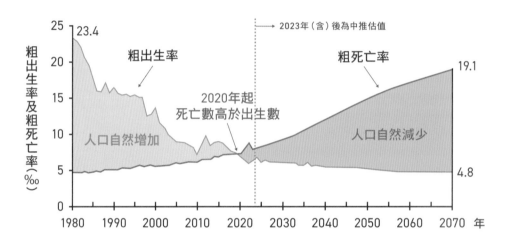

**圖 1-2　我國出生率和死亡率趨勢**

台灣人口的出生率在 2020 年首度低於死亡率，也就是表示台灣人口出現負成長，以後台灣人口只會減少不會增加。在少子化如此嚴重的情況之下，所以有人開玩笑的說，養寵物的人比養小孩的多，動物醫院開得比兒科診所還多。

參考資料和延伸閱讀

**國家發展委員會**
https://www.ndc.gov.tw/Default.aspx

# 認識老化和 如何對抗衰老退化

　　老化是一種漸進不可逆的生理過程，主要是因為組織和細胞的功能下降，進而造成各種老化相關疾病的風險增加，包括神經退化疾病、心血管疾病、代謝性疾病、肌肉骨骼疾病和免疫系統疾病。雖然現代醫學的發展促進了人類健康，大大延長了預期壽命，但是隨著社會高齡化，各種慢性疾病逐漸成為老年人失能和死亡的最主要原因。

　　目前為止，已經發現了許多造成老化的機制，例如染色體端粒功能不良、蛋白質平衡喪失、粒線體功能不良、幹細胞耗竭和表觀遺傳改變。老化過程由多種複雜的途徑所驅動，其中許多因素與活性氧物質（reactive oxygen specise）升高引起的慢性氧化壓力有關。適度的氧化壓力對身體有益，可以促進向上適應，但是過度的氧化壓力可能就會對身體造成傷害。粒線體是活性氧物質的主要來源，粒線體功

能不良會導致活性氧物質的產生增加和細胞的能量不足，進而促使細胞老化。身體活動的刺激則可以改善粒線體功能和人體對於氧化壓力的反應能力，進而延緩老化和減少老化相關的疾病。

　　每個人老化的速度都不同，這就是為什麼活了相同歲數的兩個人，卻可能有不同的生理年齡，這表示許多內在和外在的因素會導致他們以不同的速度老化，而且罹患疾病和死亡的風險也不相同。影響老化和疾病的因素，概括分別為基因、環境和生活型態。基因的影響最為深遠，但是天生注定無法改變。而現代的環境充斥著各種污染，空氣懸浮粒子、化學物質、重金屬、塑膠微粒、噪音和光害無所不在，躲也躲不了。生活型態包括了工作、飲食、活動、睡眠、壓力各方面，是自己能夠控制掌握的部分。這是多選題而不是單選題，在能力、經濟和時間的許可之下，能照顧到越多的面向，當然就會對身體健康有越多的幫助。

　　WHO 在 2020 年的身體活動指引中建議，每星期至少要有 150 分鐘的中強度有氧活動，或 75-150 分鐘的高強度有氧活動，以及每星期至少 2 次的阻力訓練。但是研究顯示，能夠達到這個標準的人其實並不多。除了心肺適能與老化和慢性疾病相關，肌力更是預測死亡風險的強力指標。肌力的好壞直接影響到活動能力，因為肌力是一切身體素質的基礎，有了充足的肌力，才有辦法逐漸的增加身體活動，而有了足夠的身體活動，才能夠改善生理功能的退化。**你也許無法阻止實際年齡的增加，但是可以逆轉生理年齡的衰退。**

參考資料和延伸閱讀 ─────────────────────────

**Aging and aging-related diseases: from molecular mechanisms to interventions and treatments**
https://www.nature.com/articles/s41392-022-01251-0

**Exercise Counters the Age-Related Accumulation of Senescent Cells**
https://www.ncbi.nlm.nih.gov/pmc/articles/PMC9680689/

**Physical Activity on Telomere Length as a Biomarker for Aging: A Systematic Review**
https://sportsmedicine-open.springeropen.com/articles/10.1186/s40798-022-00503-1

## 足夠的身體活動，才是真正的養生

　　在我執業的鄉下地方人口外移嚴重，許多年輕人為了討生活找工作，不得已離鄉背景移居外地，只剩下年邁的父母留在故鄉，所以人口老化的情況特別厲害。許多老年人萬事都得靠自己，就算 70、80 歲了，不但日常生活能夠自理，還會務農、種菜、捕魚、幫忙帶孫子、工廠打零工等等。但是終究因為關節退化、不重視姿勢，再加上過度勞動，結果還是造成筋骨痠痛來找我看診。常常在問診時，這些老人家並不覺得做了什麼會讓自己疼痛的事情，仔細追問之下，才會說有去種菜、拔草、整理家務等等。偶爾會有外地回來的子女陪同看診，總是會要求我勸勸老人家不要再做得那麼累了。以前我會幫忙勸說，不過現在我都說沒關係，不要做到太勉強就好。要這些老人家做什麼特定的運動或訓練是不太可能的，能夠維持他們的活力，靠的就是這些日常的身體活動，如果要他們全都不做，很快就會想動也不能動了。一般人總覺得老了之後的養生方式，就是要輕鬆生活不能過度的勞累。事實上，能維持規律足夠的身體活動，才是真正的養生。

## 衰弱並不是正常的老化現象

老化常會伴隨著各種器官功能的退化，包括肌力和心肺適能，但老化不一定會變得衰弱。「衰弱」的意思是指生理功能下降和恢復能力減退，因此無法應付外來的壓力，一旦遇到傷病就容易導致不良的預後和增加死亡的機率。若是因為衰弱而造成活動功能變差，到最後失去獨立自主的生活能力，就變成失能。

衰弱、失能其實比疾病本身更為嚴重可怕。我們可以發現，許多老年人平時生活還能自理，但是在某次重病之後，就算疾病本身已經治癒，卻從此一病不起、長期臥床。這是因為老年人的肌力和體能，也就是生理儲備（physiologic reserve）已經退化到了臨界點，僅能勉強應付日常生活所需的功能，但是生病時的臥床休養，會使得肌力和體能大幅衰退，難以恢復到生病前的狀況，甚至陷入因為臥床休養而衰弱，以及衰弱後只能繼續臥床的惡性循環，最後導致失能。

病患在長期臥床之下，營養不良、抵抗力差，也容易產生壓瘡、肺炎、尿路感染等等的併發症，以至於常常會因為嚴重的敗血症合併多重器官衰竭而死亡。這不但降低了老年人生病後的存活率，在照顧時更是給家人帶來了經濟和心力上的沉重負擔。其實，衰弱具有可回復的潛能，也就是說，如果能夠及早意識到這種情況，盡早介入，就很有機會可以避免衰弱狀況惡化，預防失能的悲劇。要擺脫衰弱的惡性循環，第一要務就是避免肌肉萎縮所造成的肌少症。想要成功對抗肌少症，就要保持足夠的身體活動、訓練和營養，而且越早開始，效果就越好。

# 身體活動就是解答

早在西元前 400 年，希波克拉底（Hippocrates）就說過：「光靠飲食無法促進健康，必須加上運動，而且還要知道各種運動的效果。」

規律的身體活動對於生理和心理有許多好處。

1. 身體活動可以增進大腦的執行和認知能力，減少罹患失智症的風險，或是延緩失智症的進展。
2. 改善睡眠品質，減少憂鬱和焦慮的症狀。
3. 避免或減少體重過重和肥胖，增加胰島素敏感性，預防及改善高血壓、糖尿病、高血脂等等慢性疾病。
4. 增進骨質密度和肌肉健康，可以減少因跌倒而受傷甚至骨折的風險。

5. 減少罹患某些癌症的風險，例如乳癌、肺癌、大腸癌等等，癌症患者也可以增加罹癌後的存活率。

6. 減緩退化性關節炎的惡化，足夠的肌力可以保護關節，肢體活動也能避免關節僵硬。

## 有氧活動和阻力訓練

大家一般所熟知和喜好的身體活動，大多都是訓練到心肺適能的耐力／有氧運動，而強化心肺適能，對於健康有非常直接的影響。強化心肺適能可以降低全身性發炎反應的程度，減少體內皮質醇的濃度、增強抗氧化能力和調節免疫功能，因此對於許多慢性疾病的預防和控制非常重要，例如可以減少心血管疾病、第二型糖尿病和某些癌症的風險，以及降低總死亡率（all-cause mortality）。若是心肺適能不佳，則無論身體質量指數（body mass index, BMI）是多少，是胖是瘦，都會增加死亡風險。尤其現代社會的靜態生活，更需要增加有氧活動來改善心肺適能，以及避免缺乏身體活動所造成的不良影響。

近年來，阻力訓練也開始受到重視。由於現代研究發現，老化所伴隨的衰弱和失能，主要原因都指向肌肉流失所造成的肌少症。阻力訓練有增加肌肉量並強化肌力的效果，對於對抗肌少症十分有效。有了足夠的肌力來維持身體活動，也就能強化心肺適能。肌肉活動的時候，是人體能量代謝最多的組織，所以強化心肺適能不單單只是增強心和肺的功能，也提升了肌肉的能量代謝能力。

## 粒線體功能是關鍵

肌肉的能量代謝能力，精確地說，就是肌肉內的粒線體功能。這攸關身體健康，許多老化問題和慢性疾病都是粒線體功能不良所引起。對於肥胖症、慢性疾病等等體弱族群，先用阻力訓練介入，除了能增強肌力和改善身體組成，還能促進身體活動和強化心肺適能，並進一步改善慢性疾病。

身體活動指引於是從原本只著重有氧活動，進而加入了阻力訓練。阻力訓練又稱為肌力訓練或重量訓練，因為要訓練肌力必須要用足夠的阻力，而最常用的阻力就是重量。阻力訓練不僅能夠增加肌力和肌肉量，對於骨質密度和神經系統更有向上提升的效果。許多研究也顯示，高強度阻力訓練對於改善衰弱中老年人的活動能力和生活品質有非常大的幫助。

在年輕時，因為新陳代謝快速和荷爾蒙分泌旺盛的影響，這時如果能夠從事阻力訓練，最容易促進肌力和骨質的增加。肌力和骨質約在 20、30 歲時達到顛峰，而在年過 40 之後就會開始逐漸衰退，60 歲之後更是加速流失。不要以為老化是七老八十之後才會發生的事情，身體退化比你認為的還要早就已經開始，尤其是現代社會的靜態生活，可能年紀輕輕還沒達到顛峰就已經開始退化。所以要趁年輕時盡量的累積肌力和骨質，增加生理儲備。年老之後雖然還有機會補救，但就沒有年輕時的效果來得好。

## 足夠的身體活動＋正確的阻力訓練＝無副作用的特效藥

中老年人如果能從事阻力訓練當然是最好，但實際情況卻與理想相去甚遠。心態上，許多人都認為自己有動就好，公園裡甩甩手、散散步、做做操、跳跳舞，這樣就已經很足夠，何必再去做什麼阻力訓練。的確，有動總比沒動好，只要能夠脫離靜態生活，養成規律的活動習慣，足夠的身體活動就能帶來健康的益處，減少罹患慢性疾病的風險。但這樣只是增加身體活動的方式，缺少了阻力訓練可以促進肌力、骨質和神經系統向上適應的刺激，因此仍然無法抵擋老化和衰弱的飛速進展。再者，經濟考量上，一開始從事阻力訓練還需要聘請教練指導，這對於退休之後沒有收入的老年人，更是覺得捨不得花錢。

大多數人對身體機制一知半解，常常受到輕鬆速成的方法所吸引。我在診間就時常被病患追問，該吃什麼補品來保養筋骨，電視上廣告得天花亂墜的保健食品到底有沒有效。對於增加身體活動的專業建議，尤其是需要花錢、費時又費力的阻力訓練，都興趣缺缺。尋求一勞永逸、輕鬆根治的解方是人之常情，但是很遺憾，維持身體的健康和強壯並沒有這樣的捷徑。要對抗老化、衰弱、失能，有效遏阻各種慢性疾病的發展，足夠的身體活動加上正確的阻力訓練，才是具有深遠效果的特效藥。

隨著生活便利、習慣不良、活動不足，慢性疾病的發生越來越年輕化，而衰弱、失能也有這樣的趨勢。人生短短幾個秋，可以開始想像要過怎麼樣的老年生活，是擁有健康的身體能夠活動自如，還是要

痛苦萬分地困臥在病床上動彈不得，任憑褥瘡叢生，仰仗他人翻身、梳洗、餵食。雖然訓練得再強壯，人的一生之中難免還是會受傷、會生病，生命的盡頭最終還是要面對死亡，但是阻力訓練可以幫助我們在年老時，仍然有足夠的活動能力來維持較好的生活品質，即使得到慢性疾病也可以獲得良好的控制，病後復原也較完全。更重要的是，阻力訓練帶來的長遠效益，能夠實質縮減臥床失能的時間，增加健康的真正壽命，這才是我們該追求的長壽。**努力避免慢性疾病而長壽和努力治療慢性疾病而長壽，有根本性的不同。**

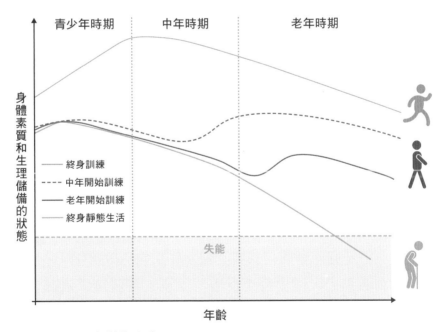

**圖 1-3　你想要什麼樣的人生？**

如果有適當的運動訓練，就能夠培養出良好的身體素質和生理儲備，越早開始的效果越好。但是就算從中老年才開始，仍然可以有顯著的改善，避免落入失能的境地。你也許無法阻止實際年齡的增加，但是你可以逆轉生理年齡的衰退。

參考資料和延伸閱讀

Multisystem physiological perspective of human frailty and its modulation by physical activity
https://journals.physiology.org/doi/full/10.1152/physrev.00037.2021

Exercise in Octogenarians: How Much Is Too Little?
https://www.annualreviews.org/doi/10.1146/annurev-med-070119-115343

Cardiorespiratory fitness and mortality from all causes, cardiovascular disease and cancer: dose-response meta-analysis of cohort studies
https://bjsm.bmj.com/content/early/2022/01/12/bjsports-2021-104876

Resistance Exercise Training as a Primary Countermeasure to Age-Related Chronic Disease
https://www.frontiersin.org/articles/10.3389/fphys.2019.00645/full

## 身體活動有益於老年人的認知健康

身體活動對於大腦的健康也很重要，尤其是老年人。大腦的認知功能往往會隨著年紀而退化，但是身體活動可以有效防止認知功能減退和減少失智症的風險。研究顯示，身體活動能讓認知功能減退的風險降低 3-4 成，而且任何活動都有幫助。理想情況下，老年人的身體活動應該包括有氧和阻力訓練，以及預防跌倒的平衡訓練。

身體活動如何影響認知功能？包括改善腦／心血管功能、減少壓力和焦慮、減少發炎反應，以及改善胰島素敏感性。在大腦本身，身體活動會增加腦源性神經營養因子（brain-derived neurotrophic factor），從而調節神經突觸的可塑性和記憶力。除此之外，身體活動還能促進新神經元的發育和突觸的形成。

老年人應該從事哪些身體活動？任何安全和愉快的活動都可以，包括散步、園藝、跳舞、游泳、騎自行車等等，最好能夠融入生活之中。而且經常與他人一起活動也有益於認知和情緒，因為社交互動對於健康老化也很重要。

參考資料和延伸閱讀 ⎯⎯⎯⎯⎯⎯⎯⎯⎯⎯⎯⎯⎯⎯⎯⎯⎯⎯

**Cognitive Benefits of Physical Activity for Older Adults**
https://www.acsm.org/blog-detail/acsm-blog/2022/05/20/cognitive-benefits-physical-activity-older-adults

**Exercise for cognitive brain health in aging: A systematic review for an evaluation of dose**
https://cp.neurology.org/content/8/3/257

**Dementia And Physical Activity (DAPA) trial of moderate to high intensity exercise training for people with dementia: randomised controlled trial**
https://www.bmj.com/content/361/bmj.k1675

## 現代身體活動指引的由來

有關身體活動和運動對於健康的系統研究，開始於 20 世紀中葉。美國運動醫學會（American College of Sports Medicine, ACSM）是提供特定運動建議的早期領導者，自 1970 年代以來，運動建議著重於提倡有氧活動，尤其是高強度的有氧活動，當時認為提高有氧活動的強度是增加有氧能力最快的方法，而較高的有氧能力可以降低心血管疾病的風險和死亡率，所以更高強度的活動會產生更大的健康益處。

到了 1990 年代，美國心臟協會（American Heart Association, AHA）將缺乏身體活動認定為心血管疾病的危險因子。研究顯示，一

般人並不一定需要高強度活動，也不見得有能力進行高強度活動，但是從日常生活的低 - 中強度活動就可以獲得大部分的健康益處。這樣讓 ACSM 的運動建議由單純強調有氧能力的運動表現，轉而偏向公共衛生的健康促進，也變得更安全和更容易被接受。但是身體活動指引的具體結構化建議常常會讓人認為，需要特定的運動形式和連續的運動時間才會有效果，其實在日常生活中的低強度身體活動，因為頻率更高、累積時間更長，才是維持身體健康的基礎。

阻力訓練對於健康的益處，已經有數十年的研究，但是比起有氧活動，阻力訓練對於慢性疾病的效果較難監測和評估，因此研究也較為有限，所以有氧活動仍是預防慢性疾病的核心。不過，2008 年阻力訓練終於首度納入美國身體活動指引，2010 年 WHO 全球健康身體活動建議也加入了阻力訓練。

由於人口老化的趨勢，肌肉、骨質流失和活動功能減退，成為當前公共衛生的主要挑戰之一。研究顯示，阻力訓練的益處有別於有氧活動，尤其是針對肌力和骨質，可以減少慢性疾病風險、改善活動能力和增進生活品質。可惜的是，即使阻力訓練已經受到許多國家的公共衛生建議所重視，但是和有氧活動相比，一般民眾更常忽視阻力訓練，也更少達到身體活動指引的標準。

之所以強調中老年人的阻力訓練是世界潮流所趨，是因為老年人就算有規律的有氧活動，肌力仍會隨著年紀增加而持續下降。心肺適能還不錯的老年人如果肌力不佳，也會顯著增加死亡率。目前 WHO

身體活動指引建議，老年人每星期至少要從事 3 天的中 - 高強度阻力訓練。美國國家肌力與體能協會（National Strength & Conditioning Association, NSCA）的老年人阻力訓練原則也建議，每星期要從事 2-3 次阻力訓練，可以逐漸增加到 70-85% 1RM 的強度。ACSM 老人族群復健及運動處方則認為，當年紀越大，阻力訓練也就越重要，體弱族群建議要先增強肌力，才有能力進行有氧活動，每星期至少從事阻力訓練 2 次，逐漸增加到 60-80% 1RM 的強度。

## 1RM 是什麼？

1RM（repetition maximum）即 1 次反覆最大負荷，被簡單的定義為用正確技術只能做 1 次動作的最大負荷，1RM 測試通常可以用來評估最大肌力和訓練計畫的效果，表現最好的 1RM 就是你的個人紀錄（personal record, PR）。要設定訓練強度時，就可以用 1RM 的百分比來表示。

參考資料和延伸閱讀

**History of Physical Activity Recommendations and Guidelines for Americans**
https://health.gov/sites/default/files/2019-11/History-of-Physical-Activity-Recommendations-and-Guidelines-for-Americans.pdf

**The evolution of physical activity recommendations: how much is enough?**
https://www.sciencedirect.com/science/article/pii/S0002916522039478

**Muscle-strengthening Exercise Epidemiology: a New Frontier in Chronic Disease Prevention**
https://sportsmedicine-open.springeropen.com/articles/10.1186/s40798-020-00271-w

**Exercise as a therapeutic tool in age-related frailty and cardiovascular disease: challenges and strategies**
https://www.sciencedirect.com/science/article/pii/S0828282X24000138

# 世界衛生組織 2020 年的身體活動指引

WHO 在審查了文獻和證據之後，發布了 2020 年身體活動和靜態生活指引，對象包含了兒童、青少年、成人、老年人，並且首次針對孕婦和產後婦女，以及患有慢性疾病或殘障人士。除了提供具體的身體活動建議之外，也第一次強調了靜態生活對於健康的危害。

對於所有人來說，做一些身體活動總比什麼都不做要好。就算沒有達到身體活動指引的建議，進行一些身體活動仍會對健康有益。應該從少量的身體活動開始，隨著時間逐漸增加頻率、強度和持續時間。促進身體活動和避免靜態生活的好處，遠遠超過了潛在的風險，任何增加身體活動所可能產生的風險，都可以經由逐漸增加活動量和活動強度來控制。

**一般人如果沒有慢性疾病、特殊病史、或不舒服的症狀，通常不需要在從事身體活動前先做醫療篩檢**。對於目前不常活動且沒有禁忌症的人，也可以在沒有醫療許可的情況下，逐漸增加活動量和活動強度。已經習慣從事中強度活動的人在逐漸增加活動強度時，同樣不需要先醫療諮詢。**但是，如果在開始身體活動之後，或增加活動強度後出現不舒服的症狀，就需要就醫檢查和評估。**

## 兒童和青少年（5-17 歲）的身體活動指引

可以增進體適能（心肺適能和肌肉適能），心臟代謝健康（血壓、血脂異常、血糖、胰島素阻抗），骨骼健康，認知發展（學業表現、執行功能），心理健康（減少憂鬱症狀）和減少肥胖。

**強烈建議：**
- 每天至少 60 分鐘的中 - 高強度，大多是有氧活動。
- 每星期至少 3 天的高強度有氧活動，應加入增強肌力和骨質的活動。

## 成人（18-64 歲）的身體活動指引

可以減少總死亡、心血管疾病死亡、高血壓、糖尿病、某些癌症，可以改善心理健康（減少憂鬱和焦慮症狀）、認知健康和睡眠，也可以減少肥胖。

**強烈建議：**
- 所有成人都應該要有規律的身體活動。
- 每星期至少 150-300 分鐘的中強度有氧活動，或 75-150 分鐘的高強度有氧活動，或兩者混合到等同的活動量。
- 每星期至少 2 天中或更高強度的大肌群阻力訓練。

**有條件建議：**

・每星期中強度有氧活動超過 300 分鐘，或高強度有氧活動超過 150 分鐘，或兩者混合到等同的活動量，可以增加健康益處（當慢性疾病沒有禁忌時）。

## 老年人（大於 65 歲）的身體活動指引

可以減少總死亡、心血管疾病死亡、高血壓、糖尿病、某些癌症，可以改善心理健康（減少憂鬱和焦慮症狀）、認知健康和睡眠，也可以減少肥胖。對於老年人，還可以預防跌倒和相關損傷，以及避免骨骼健康和活動功能的衰退。

**強烈建議：**

・所有老年人都應該要有規律的身體活動。
・每星期至少 150-300 分鐘的中強度有氧活動，或 75-150 分鐘的高強度有氧活動，或兩者混合到等同的活動量。
・每星期至少 2 天的中或更高強度的大肌群阻力訓練。
・多元活動，包括平衡、肌力、耐力、步態和功能訓練，以增強活動能力和預防跌倒。

## 懷孕和產後的身體活動指引

可以減少子癇前症、妊娠高血壓、妊娠糖尿病、懷孕體重過度增加、生產併發症和產後憂鬱。不會增加死產、新生兒併發症或出生體重負面影響的風險。

**強烈建議：**
- 懷孕和產後都要有規律的身體活動。
- 每星期至少 150 分鐘的中強度有氧活動。
- 結合各種有氧活動和阻力訓練。再加上溫和的伸展，可能也有幫助。

**此外：**
- 在懷孕前已經習慣從事高強度有氧活動或積極活動者，可以在懷孕和產後繼續這些活動。

## 慢性疾病患者的身體活動指引

如果沒有特別的禁忌症，身體活動對慢性疾病患者來說，不僅安全，而且益處大於風險。除了可以改善高血壓、高血糖、血脂異常、體重控制，減少心血管疾病和某些癌症的死亡率，也能減輕焦慮和憂鬱的症狀。

## 殘障人士的身體活動指引

對沒有禁忌症的殘障人士來說，身體活動既安全也有益身心健康。如果能配合個人的活動能力、健康狀況和身體功能，則不會有嚴重的風險。所以殘障人士可能需要諮詢醫療專業人員或其他專家，以幫助確定適合他們的活動類型和活動量。

參考資料和延伸閱讀

**World Health Organization 2020 guidelines on physical activity and sedentary behaviour**
https://bjsm.bmj.com/content/54/24/1451

# 身體活動不足和邊際效益

## 全世界都有身體活動不足的問題

既然 WHO 身體活動指引做了這樣的建議，又有多少人能夠符合建議的活動量和訓練呢？根據一篇綜合了 32 個國家共 330 萬名參與者的系統回顧分析，只有 ⅕ 的人達到了身體活動指引所建議的標準，其中阻力訓練比起有氧活動，達到的人更少。身體活動指引結合有氧活動和阻力訓練是基於流行病學的證據，表明每種活動類型都有獨自的健康益處。相比起僅做有氧活動或阻力訓練，同時達到 2 種活動標準的人有較低的心血管疾病、癌症和總死亡率。

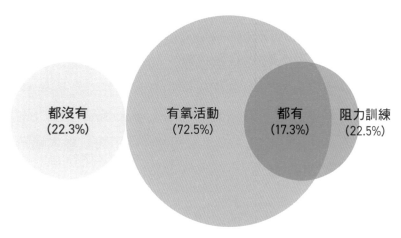

**圖 1-4** 研究指出，將近 ¼ 的人都沒有達到活動指引中有氧活動或阻力訓練的標準，而 2 項標準都符合的不到 ⅕。此外，只從事有氧活動的人超過一半。

參考資料和延伸閱讀

Adherence to aerobic and muscle-strengthening activities guidelines: a systematic review and meta-analysis of 3.3 million participants across 32 countries
https://bjsm.bmj.com/content/early/2022/12/15/bjsports-2022-106189

## 小心久坐不動造成運動阻抗

缺乏身體活動和久坐的靜態生活，都與肥胖、代謝問題、心血管疾病和死亡的風險密切相關，而且有研究指出，就算符合身體活動指引所建議的每星期 150-300 分鐘中強度有氧活動，如果平常的生活型態是長時間的不活動、久坐（每日大於 8 小時）和低步數（低活動量），這樣特定運動並不能完全抵消靜態生活所帶來的不良影響，仍然可能有較高的肥胖、糖尿病、心血管疾病和死亡風險。

　　每天工作時坐著一整天，回家後去運動個幾十分鐘，或一整個星期的久坐工作都沒什麼活動，然後再去當週末戰士認真運動幾個小時來補足活動量，上述兩種運動方式雖然都比完全缺乏身體活動要來得好，但是這樣的方式無法消除太多久坐所導致的危害，因為久坐所產生的「運動阻抗」（exercise resistance）會大幅減少特定運動所帶來的健康益處。

　　所以不單要增加身體活動，還要減少連續久坐的時間，最好可以將活動分散在一天之中。有研究建議，坐 30-60 分鐘之後要站起來活動 5 分鐘，才能避免久坐對健康所造成的負面影響。如果真的無法減少連續久坐的時間，也有研究建議，坐著時不妨動動腿、抖抖腳，使得肌肉收縮，可以有些許增加身體活動和改善能量代謝的效果。

參考資料和延伸閱讀 ─────────────────────

**Sitting Time, Physical Activity, and Risk of Mortality in Adults**
https://www.jacc.org/doi/10.1016/j.jacc.2019.02.031

**Breaking Up Prolonged Sitting to Improve Cardiometabolic Risk: Dose-Response Analysis of a Randomized Cross-Over Trial**
https://journals.lww.com/acsm-msse/abstract/2023/05000/breaking_up_prolonged_sitting_to_improve.9.aspx

**A potent physiological method to magnify and sustain soleus oxidative metabolism improves glucose and lipid regulation**
https://www.sciencedirect.com/science/article/pii/S2589004222011415

## 怎麼做才能有足夠的身體活動？

要減少久坐的時間當然就是多站起來活動，而中強度有氧活動其實用快走就可以達到，因此評估每日行走步數是量化身體活動程度的實用方法，隨著智慧穿戴裝置的普及，測量每日行走的步數也更加容易。每日步數的減少，都與心肺適能降低、血管內皮功能不良、胰島素敏感性降低、肌肉量減少及腹部脂肪增加大有關係，增加每日步數可以減少心血管疾病、第二型糖尿病和總死亡風險。研究顯示，每日行走 7,000-10,000 步左右可以達到最低風險，走再多並不能降低更多風險。對於靜態生活的人，只要能增加每日行走步數，就算只增加少少的 500 步，就會有健康益處。

身體活動對代謝健康的益處更是立竿見影，包括降低餐後血脂肪（血漿中的三酸甘油酯）和增加脂肪氧化，餐後血脂肪濃度更能有效預測心血管意外的風險，並且與代謝症候群、第二型糖尿病、和粥狀動脈硬化等疾病有關。但是如果平常缺乏身體活動，則特定運動後可能就不會產生這些益處，這種現象就是「運動阻抗」。

研究顯示，每日行走少於 5,000 步時，餐後運動就不會產生防止血脂肪過度升高的作用。這可能是因為缺乏身體活動妨礙了脂肪代謝，造成組織對於血脂肪攝取的減少和脂肪氧化的降低。而且缺乏身體活動不只會妨礙脂肪代謝，肌肉的蛋白質合成也會減少。每日行走少於 5,000 步可以當作是「靜態生活指標」，因為這種「非運動的活

動缺乏」（non-exercise activity deficiency）會造成明確的健康問題，就算在勞力工作者和注重運動者身上也不見得能完全避免。

　　靜態生活每日大約有 4,000 步的基本步數，只要再多 3,000-6,000 步就能達到足夠的活動量，以一般快走每分鐘 100 步來計算，也就是每天要快走 30-60 分鐘。如果每星期至少快走 5 天，就能夠符合身體活動指引建議的每星期至少要有 150-300 分鐘中強度有氧活動。所以要防止「運動阻抗」，獲得最佳的脂肪代謝能力，就要維持有足夠身體活動的動態生活。

參考資料和延伸閱讀 ──────────

**Steps per Day and All-Cause Mortality in Middle-aged Adults in the Coronary Artery Risk Development in Young Adults Study**
https://jamanetwork.com/journals/jamanetworkopen/fullarticle/2783711

**For older adults, every 500 additional steps taken daily associated with lower heart risk**
https://newsroom.heart.org/news/for-older-adults-every-500-additional-steps-taken-daily-associated-with-lower-heart-risk

**Daily Step Count and Postprandial Fat Metabolism**
https://journals.lww.com/acsm-msse/Fulltext/2021/02000/Daily_Step_Count_and_Postprandial_Fat_Metabolism.10.aspx

## 身體活動不是越多越好，會邊際效益遞減

　　不過，活動量到達一定程度之後，似乎就無法再增加更多的健康益處。而隨著各種長距離耐力運動的風行，過多的耐力運動會不會反而對身體健康造成負面的影響，也就是說，總死亡率和活動量的關係會不會呈現 U 型曲線？

目前的研究仍然沒有定論。身體活動指引建議每星期要有 750-1,500 MET-min（活動強度 × 時間）的活動量，也就是 5 METs（代謝當量）的中強度有氧活動 150-300 分鐘。而超過活動指引建議的活動量仍然有逐漸降低總死亡率的效果，但是下降的幅度會逐漸趨於平緩，約在 2,000 MET-min 達到最低點。也有研究指出，每星期超過 3 小時的有氧活動似乎不會產生額外的健康益處。甚至有的研究顯示，隨著活動量的過度增加，總死亡率反而會略為升高。所以達到身體活動指引所建議的活動量就已經足夠了，再多雖然可能會有一些額外的益處，但是邊際效益遞減，除了浪費時間，萬一恢復不足還可能造成反效果。此外，每星期進行 1-2 次的阻力訓練可以改善健康狀況並且降低總死亡風險，還能進一步的加強有氧活動所帶來的健康益處。

## 代謝當量是什麼？

代謝當量（Metabolic Equivalent of Task，MET）就是身體活動時能量消耗的多寡，也代表「絕對」活動強度。活動的代謝當量越大，單位時間內所需消耗的能量就越多，有氧活動強度就越高。1 MET 相當於在安靜休息時每公斤體重每小時消耗 1 大卡的能量，或是每公斤體重每分鐘消耗 3.5 毫升的氧氣，也就是靜息代謝率。以體重 70 公斤的成人來看，在安靜休息時每小時會消耗 70 大卡，而從事 5 METs 的活動時每小時會消耗 350 大卡。活動強度的區分，小於 3 METs 是低強度，3-6 METs 是中強度，而大於 6 METs 就算是高強度。

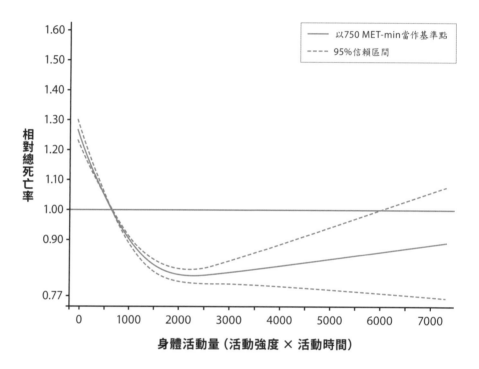

**圖 1-5　每星期身體活動量和總死亡率的關係**

活動量的計算方式，除了考量活動時間之外，可以再加上活動強度，也就是二者的乘積，例如做了 60 分鐘 5 METs 的活動，則身體活動量就是 300 MET-min。

以每星期 150 分鐘 5 METs 有氧活動（750 MET-min）的總死亡率當作基準點來看，更多的活動量雖然能夠再降低一些死亡率，但是有其極限，而且過多的活動量還可能讓死亡率不降反升。

參考資料和延伸閱讀 ───────────────────────

**Association of high amounts of physical activity with mortality risk: a systematic review and meta-analysis**
https://bjsm.bmj.com/content/54/20/1195

**What is the optimal amount of aerobic exercise and strength training?**
https://blogs.bmj.com/bjsm/2022/09/26/what-is-the-optimal-amount-of-aerobic-exercise-and-strength-training/

## 身體活動強度也不是越高越好

　　研究也顯示，較多高強度有氧活動所帶來的健康益處和減少的死亡風險，似乎不如中強度活動，高強度有氧活動比起中強度更容易出現邊際效益遞減。這並不表示高強度有氧活動不重要或不需要，對於缺乏身體活動又沒有時間活動的人，短時間高強度的有氧活動也許是個省時有效的方法。但是不要忘了，這些人的活動能力和體況通常不是太好，貿然從事高強度有氧活動可能會產生其他的問題，例如沒有能力達到預定的高強度，或是硬拚高強度而增加了受傷和心血管意外的風險。所以對於中老年人等等的體弱族群，身體活動並不需要一味地拚強度，也不是做得越喘越累越久就能收到更多的健康益處。反而是低 - 中強度身體活動的時間足夠就好，再適當地加入少許高強度有氧活動，這樣會比較適合一般民眾。

參考資料和延伸閱讀

Long-Term Leisure-Time Physical Activity Intensity and All-Cause and Cause-Specific Mortality: A Prospective Cohort of US Adults
https://www.ahajournals.org/doi/10.1161/CIRCULATIONAHA.121.058162

How do exercise volume and intensity impact longevity?
https://www.strongerbyscience.com/exercise-longevity/

# 認識身體活動、運動、訓練的差別

　　既然我們強調要有足夠的身體活動和運動才能維持健康，要從事訓練才能增強心肺適能和肌力等等的身體素質，那麼身體活動、運動和訓練之間，有什麼不同？

## 身體活動

　　身體活動指的是骨骼肌收縮讓肢體產生動作並且消耗能量，依據能量消耗的程度，可以分為低強度、中強度和高強度。另外，根據身體活動的狀況和目的，可以分為自發活動、職業活動、家事、交通，以及休閒活動。休閒活動包含常見的運動和有目的的訓練，以及其他的興趣嗜好。

　　足夠的身體活動是良好代謝能力的基礎，也是維持身體健康和預防慢性疾病的根本方法。但要注意的是，工作時的勞動和休閒時的娛樂活動對於身體的影響是不一樣的，勞動雖然是大量的身體活動，但是工作時長時間、高壓力下的活動模式，以及下班後因為疲累而極度少動的靜態生活，反而會對健康造成不良的影響。

**表 1-1　身體活動強度（代謝當量）**

| | | |
|---|---|---|
| 低強度 | 1.1-2.9 METs | 散步、輕鬆站立的工作（煮飯、洗碗、櫃台店員） |
| 中強度 | 3.0-5.9 METs | 快走、輕鬆騎自行車、有點費力的清掃 |
| 高強度 | ≥ 6.0 METs | 跑步、快速騎自行車、粗重的勞動 |

**表 1-2　身體活動的類型**

| 活動類型 | 活動內容 |
|---|---|
| 自發活動 | 坐立不安、搖晃、抖腳、踱步 |
| 職業活動 | 勞動、站著工作、搬運重物 |
| 家事活動 | 打掃、洗衣、煮飯 |
| 交通活動 | 步行、爬樓梯、騎自行車 |
| 休閒活動 | 常見的運動和有目的的訓練，以及其他的興趣嗜好 |

參考資料和延伸閱讀

Genetic Pathways Underlying Individual Differences in Regular Physical Activity
https://journals.lww.com/acsm-essr/fulltext/2023/01000/genetic_pathways_underlying_individual_differences.2.aspx

## 運動

　　為了打破靜態生活，增加日常的身體活動，除了非運動身體活動（non-exercise physical activity）之外，還可以加上各式各樣的運動。

運動是指從事某種特定規則或反覆模式的身體活動，種類相當的多，包括各種球類、田徑、格鬥、耐力、力量等等運動。不管是要和他人或自己比較，在追求運動表現的同時，運動到最後多少都帶有競技的成分，這也是運動讓人產生樂趣和著迷的地方。

多從事運動能達到增加身體活動所帶來的健康益處，但是問題在於競技的成分，有可能會讓運動時的強度過高、時間過長，以及其他無法控制和超出身體能力的狀況，如果沒有良好的身體素質，以及足夠的營養和恢復，反而可能會造成傷害。

## 訓練

訓練是有計畫、有目標的運動，以追求身體素質的進步。例如訓練跑步以增進心肺適能，能逐步的縮短跑馬拉松的時間，從事阻力訓練以增進肌力和爆發力，能逐步提高舉重或健力的重量。所以運動並不等於訓練，追求運動技巧的改進稱為練習，而訓練所追求的是身體素質能夠安全、有效的長期進步。

所謂的身體素質，包括肌力、爆發力（速度、敏捷度）、耐力（心肺適能）、活動度（柔軟度）、平衡能力（平衡感）等等。所有的身體素質當然最好能夠均衡發展，但其中最重要最根本的就是肌力，肌力是所有身體素質的基礎，而且在訓練肌力的同時，其他身體素質也可以得到基本的進步。所以先訓練出良好的肌力，才能夠更進一步有效而安全的訓練其他身體素質。

參考資料和延伸閱讀 ————————————————————

**Physical Activity, Exercise, and Training**
https://startingstrength.com/training/physical-activity-exercise-and-training

# 阻力訓練為什麼優先於有氧訓練

　　以往在研究身體活動和運動對於健康的益處時，多是以有氧活動和耐力運動為主。的確，目前的研究顯示，對於糖尿病、高血壓等等的慢性疾病，耐力運動的效果比阻力訓練來得好。但是不要忘了，要能得到耐力運動的益處，首先得要有能力去從事耐力運動。可能有人看了會覺得很不以為然，耐力運動不過就是騎自行車、跑步、游泳，看起來很溫和，會有什麼困難？

　　有氧活動要能夠達到改善心肺適能和預防慢性疾病的效果，不是靠高強度衝刺短時間，就是低強度累積長時間。WHO 的身體活動指引建議，每星期要有 150-300 分鐘的中強度有氧活動，或 75-150 分鐘的高強度有氧活動。不管是高強度短時間，還是低強度長時間，對於已經因為老化而肌力減退的中老年人可能會覺得困難，甚至做不到。

　　在門診中很常看到這樣的案例，平時有在跑步的中年人，來診間抱怨為什麼最近覺得越來越沒力，或是跑完後覺得這裡痠那裡痛，以前都不會這樣。當我告訴他們這是因為老化所造成的肌力減退，逐漸無法負荷之前習慣的運動強度和運動量時，他們都不肯相信，認為自己都有規律的跑步運動，怎麼可能會有肌力減退的問題。

**隨著年紀增長，肌肉量每年流失約 1%，但肌力卻會減少 2-5%。**跑步、騎自行車、游泳等等耐力運動，是無法抵抗老化所造成的肌力減退。有研究指出，平常有規律運動習慣的中老年人，就算沒有肌肉量減少的狀況出現，肌力仍然會每年下降，因而無法繼續從事年輕時所喜愛的運動，或是因為勉強從事之後而受傷，不得不放棄。以往大家總認為這就是老化，老了就會沒力，就要認老，不要不服老，沒力就不要勉強，累了就多休息，最後連日常的身體活動也隨之減少。

在停止運動、完全休息和減少身體活動的情況之下，會使肌肉流失和肌力減退更加快速，越休息就越懶得動，越懶得動就越沒力，變成惡性循環，連帶心肺適能也跟著變差。這樣一來，不但得不到耐力運動對於健康的益處，反而因為缺乏身體活動而開始百病叢生。

阻力訓練就是要打破這樣的惡性循環。覺得沒力不應該要多休息，而是要在能力許可之內盡量的多活動，並加上阻力訓練來對抗老化所造成的肌力減退，才能有足夠的肌力可以維持原有的活動量，否則就算耐力運動對於健康有再多的益處，仍是無法達成的空想。阻力訓練對於加強肌力、增進心肺適能和預防慢性疾病，甚至進一步享受或挑戰其他運動嗜好，都是百益無害，尤其是對於體弱族群。

也許有人會說：「我只想維持現狀不行嗎？」很抱歉，不行！不是我不允許，是時間不允許。老化的過程只會帶著你不停地衰退，所有人都沒有維持現狀的選擇。不持續努力追求進步，就只能隨著時間一直退步。

　　所以中老年人的訓練，是在和時間賽跑，晚一天開始訓練，不只是少一天的進步，更是多一天的退化。

　　另外，有研究指出，肌力較佳的老年人死亡率比較低，就算是心肺適能不錯的老年人，如果肌力不佳也會顯著增加死亡率。我們現在知道，**肌力和骨質可以藉由外來的應力刺激而增加，而且不管年紀多大都有效**。所以，為了預防肌少症和骨質疏鬆症，增加活動能力和減少骨折風險，**中老年人的訓練必須要以增強肌力和骨質為第一優先**。而要能夠有效的刺激肌力和骨質成長，就必須要靠足夠強度的阻力訓練，也就是要有足夠大的阻力。用低阻力做得再久再累，只是在累積低強度疲勞，也許有增加身體活動對於健康的益處，但無法達到高強度阻力訓練的效果。

### 參考資料和延伸閱讀

**肌力訓練降低死亡率**
http://www.epsport.net/epsport/week/show.asp?repno=389

**肌力老化比肌肉量減少更嚴重**
http://www.epsport.net/epsport/week/show.asp?repno=386

The impact of life-long strength versus endurance training on muscle fiber morphology2 and phenotype composition in older men
https://pubmed.ncbi.nlm.nih.gov/37881849/

## 老年人增加身體活動的方式

曾有一位年近 70 歲的阿伯，因為膝蓋疼痛來找我看診，阿伯說他每天都要打網球，只要一天沒有打網球就渾身不對勁。檢查後發現阿伯膝蓋的疼痛點是在髕骨肌腱的位置，也就是所謂的跳躍者膝／跑者膝，這常常是因為過度反覆跑跳的動作所造成。

同時也發現兩側的膝關節有點內彎變形，活動起來有相當大的輾軋音，從 X 光影像可看到嚴重的關節退化，已經到了建議手術更換人工膝關節的程度。我問阿伯說：「你平常打網球時都不會痛嗎？」阿伯笑笑地說：「只有偶爾會有點痠痠的不舒服，休息一下或吃個止痛藥就好了。」

阿伯因為常打網球，需要跑跳、急停加速的爆發力動作，所以大腿肌肉仍是相當的粗壯，動作也很靈活。阿伯問說他能不能再打網球，因為很多人都勸他不要再打，要改做比較適合老年人的緩和運動。我告訴他，當然可以繼續打，只是要稍微節制一點，如果有不舒服就要休息，不能像年輕的時候逞強硬撐。

當然不是每個老年人或退化性關節炎的患者都可以從事像網球那麼激烈的運動。阿伯是因為從年輕時就開始打網球，維持良好的肌力和體能，所以才能一直打到這個年紀。但是選擇合適的運動，保持適度的身體活動，再加上足夠強度的阻力訓練，對於維持身體功能和生活品質也很必要。

相反地，平時沒有運動習慣的人想要開始從事運動，就必須要多加注意。我有另一位病人是 60 多歲的阿姨，因為聽到增加身體活動的許多好處，加上本身患有糖尿病，所以想要開始做些運動讓身體更健康。因此她報名參加了團體運動課程，第一次上課做了彈力帶深蹲 4 組 15 下共 60 下之後，隔天就因為膝關節嚴重疼痛，被家人用輪椅推著來找我看診。這位阿姨嚇得說她再也不敢去上課了，我只能安慰她說這不是運動的錯，只是要能夠安排合適的運動課程，循序漸進地增加運動強度和運動量，才能得到運動的好處，而不至於受傷疼痛。

此外，有些地方為了推廣老年人的運動，常常會組隊從事一些競技運動，一方面有隊友同伴可以互相激勵，另一方面可以參加比賽驗收成果。但是這其中隱藏著一些風險。老年人因為關節組織的退化，再加上肌力不足和動作控制能力不佳，如果從事一些需要爆發力和快速動作的運動，可能會有受傷的風險。

不只是中老年人，對所有剛起步要用專項運動來增加身體活動的人來說，最好能夠先從增加肌力和體能、改善身體素質開始，而不是隨便動一動就好，更不是隨便找一樣專項運動來當作活動項目。很多運動如果沒有良好的肌力和體能當作基礎，只是為了多活動而貿然從事，反而很可能會因此而受傷。相反地，如果能先有足夠的肌力和體能，那麼不管從事什麼運動都能夠如魚得水，從中獲得樂趣和健康。

# 身體活動，
# 會顧好你的粒線體

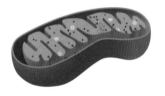

　　研究指出，心臟病、高血壓、第二型糖尿病和失智症等等慢性疾病之間，其實有著極大的關連，它們都是粒線體功能不良所造成的全身性衰退。這些病症幾乎都在歷經歲月之後的老年爆發，讓人以為年紀大了就會又病又弱。

　　這些慢性疾病的前身就是胰島素阻抗，與缺乏身體活動有高度相關。胰島素阻抗在年輕時也許不會出現症狀，但是就算體重維持正常，隨著年紀增加，加上不良飲食、睡眠不足和缺乏身體活動，累積幾十年後就可能會引發問題。這並不是不可避免的，解決方案甚至簡單到老生常談：動得更多、吃得更適當、睡得更好。只要增加身體活

動，胰島素阻抗就會減輕或消失，而且重點是，越早開始就越容易解決這些問題。

　　粒線體主掌著身體能量代謝的關鍵作用，生產三磷酸腺苷（adenosine triphosphate, ATP）作為驅動身體功能的能量。能量要能夠更有效率地運作和調節，粒線體燃燒（氧化）脂肪的能力就要更好。但是當粒線體的「代謝彈性」（metabolic flexibility）不良，燃燒脂肪的能力就會不足，因此比較偏向經由糖解作用和燃燒葡萄糖來產生能量。日常生活中輕鬆的低強度身體活動（例如打掃、園藝、跳舞、快走）就可以改善粒線體的代謝彈性、增進粒線體的功能和數量，以及增加肌肉中的微血管來促進燃燒脂肪，從而改善身體健康。

　　所謂有益健康的身體活動，並不一定要很認真地做到汗流浹背才會有效。我們身體需要的是整天經常活動，和偶爾激烈活動。增加「整天經常活動」的方式很多，例如把車停在離目的地較遠的地方再走一段路，爬幾層樓而不要坐電梯，坐一段時間後從椅子上站起來再坐下。假設每天固定時間跑個 5 公里，其餘的時間還是一直坐著的形式呢？由於這樣會產生「運動阻抗」，減少大部分特定運動的益處，最好還是培養經常活動的習慣，避免產生運動阻抗。「偶爾激烈活動」遠比一般人認為的要少得多，只需占全部活動的 3-5%。例如騎自行車或步行 1 個小時，然後在最後加上 5 分鐘的衝刺。脂肪氧化在能量代謝中很重要，高強度活動時的能量產生會直接跳到糖解作用而略過脂肪氧化，所以無法訓練到粒線體燃燒脂肪的能力，而低強度活動，例如出去多走走，會有最基礎的健康效益。

參考資料和延伸閱讀

**Why Metabolic Health Is the Key to Aging Well**
https://www.gq.com/story/why-metabolic-health-is-the-key-to-aging-well

**Multisystem physiological perspective of human frailty and its modulation by physical activity**
https://journals.physiology.org/doi/full/10.1152/physrev.00037.2021

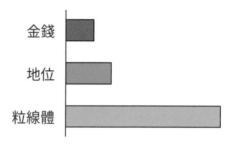

人類的POWER來源

## 認識粒線體

　　粒線體是一種存在於大多數真核細胞中的胞器，具有雙層膜的結構。粒線體是細胞內進行氧化代謝（有氧呼吸）的場所，可以氧化碳水化合物（葡萄糖）、脂肪和蛋白質這些營養素，並釋放出能量。粒線體經由克氏循環（Krebs cycle，又稱為檸檬酸循環）和氧化磷酸化合成 ATP，ATP 是高能分子，所攜帶的能量可以提供細胞進行生理功能時使用，所以粒線體又有細胞的「發電廠」之稱。除了為細胞提供能量，粒線體還具有調控細胞生長、分化和凋亡等等細胞週期的能力，對於身體健康的影響巨大。

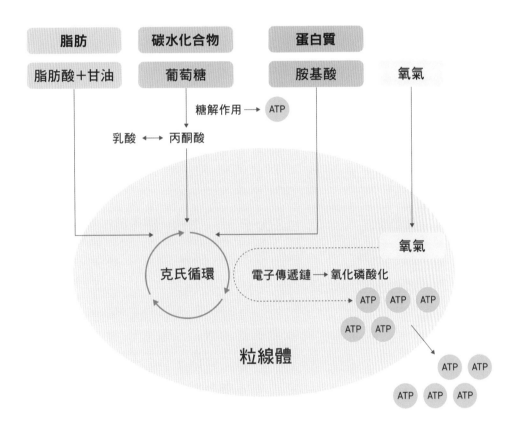

**圖 1-6　3 大能量基質的代謝路徑**

粒線體可以氧化碳水化合物（葡萄糖）、脂肪和蛋白質以釋放出能量。粒線體經由克氏循環和氧化磷酸化合成 ATP。這個過程需要使用氧氣，而且會產生活性氧物質。

**表 1-3　主要器官和組織所消耗的能量**

| | 每天每公斤消耗的能量 | 占基礎代謝率 % |
|---|---|---|
| 心臟 | 220 大卡 | 10% |
| 腎臟 | 220 大卡 | 10% |
| 大腦 | 240 大卡 | 20% |
| 肝臟 | 200 大卡 | 20% |
| **骨骼肌** | **13 大卡** | **20%（靜止與活動相差數十至上百倍）** |
| 脂肪組織 | 4.5 大卡 | 4% |
| 其他器官和組織 | 12 大卡 | 16% |

　　人體各器官時時都需要能量維持基本生理功能，以一般成人的身體組成來估算，大腦、肝臟和骨骼肌分別約占基礎代謝率的 20%，心臟和腎臟各約占 10%。特別要注意的是，肌肉（骨骼肌）的能量代謝速率，會因為身體活動而比靜止時增加數十倍甚至上百倍，而且肌肉也是人體中最能夠因應訓練方式而產生不同能量代謝適應的組織，所以關於身體能量系統運作的討論，主要就是針對肌肉組織。

參考資料和延伸閱讀 ─────────────

**Specific metabolic rates of major organs and tissues across adulthood: evaluation by mechanistic model of resting energy expenditure**
https://www.ncbi.nlm.nih.gov/pmc/articles/PMC2980962/

# 能量代謝系統和 ATP 的產生

人體中產生 ATP 的方式，主要是經由 3 個系統而來：**磷酸肌酸系統、糖解系統、氧化磷酸化系統**。根據是否需要使用氧氣，又區分為無氧和有氧系統，其中磷酸肌酸和糖解系統屬於無氧系統，而氧化磷酸化系統屬於有氧系統。無氧系統在粒線體外的細胞質中作用，而有氧系統在粒線體內。作為細胞的「發電廠」，粒線體負責製造大部分的 ATP 以提供能量給細胞使用。

ATP 對於身體活動時肌肉收縮所需的能量供應非常重要，由於肌肉中的 ATP 儲存量很少，所以無法維持較長時間的收縮，必須要活化其他的能量代謝途徑才能持續提供所需的 ATP，這些能量代謝途徑就是先前所提到的 3 個系統。無氧系統產生 ATP 的速率比有氧系統快，但是產生的 ATP 總量較少。而在有氧系統之中，碳水化合物氧化產生 ATP 的速率比脂肪氧化較快，但是產生的 ATP 總量較少。

身體活動時肌肉收縮的能量消耗會快速的增加，甚至可以超過靜止時的 100 倍，所以需要有完善的能量代謝系統以確保能夠快速的提供 ATP，並且維持肌肉中 ATP 的含量。

ATP 生成途徑對於能量供應的相對貢獻比例，主要取決於身體活動的強度和持續時間。在持續數秒到數十秒的高強度活動或間歇性活動中，大多數的 ATP 來自於磷酸肌酸和葡萄糖分解（糖解作用）。在持續數分鐘到數小時的活動中，碳水化合物和脂肪的氧化代謝提供了幾乎所有肌肉收縮所需要的 ATP。

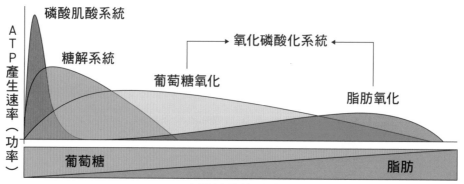

**圖 1-7 三大能量系統供給能量速率和持續時間**

身體活動時使用的主要能量基質，很大程度上取決於活動強度。在高強度下多使用葡萄糖，低強度時則主要使用脂肪。磷酸肌酸、糖解和氧化磷酸化這 3 個系統的 ATP 供應並不是非黑即白的切換，而是會因應活動的強度和持續時間，再依據各個系統產生 ATP 的速率和總量，依序接替的提供肌肉所需的能量。

　　非常劇烈的身體活動開始時，所有無氧和有氧的 ATP 供應途徑都會被活化。但是無氧系統（磷酸肌酸和糖解作用）因為反應步驟較少，所以提供 ATP 的速率會比有氧系統要快得多。

　　加速的糖解作用會導致乳酸堆積在肌肉和血液中，以往乳酸只被認為是代謝廢物，但是現在認為是氧化代謝、糖質新生和肌肉肝醣生成的重要基質，以及是調節活動適應和器官間傳訊的信號分子。常見的誤解是，糖解作用僅在細胞缺乏氧氣時才會發生，但是並非如此，糖解作用只是過程不需要氧氣，並不表示細胞缺乏氧氣。

　　肌肉在用力收縮時，有氧系統產生 ATP 的速率不夠快，來不及為肌肉提供足夠的能量，這時候就必須依靠速率較快的糖解作用。肌肉中的氧氣濃度雖然可能會因為身體活動、肌肉收縮而降低，但是絕對不會降到完全沒有氧氣，而且糖解作用早在氧氣濃度降低之前就已經開始運作。

　　糖解作用能提供多少 ATP 的最主要限制因素，是肌肉細胞酸化的程度，而不是有多少肝醣能夠被使用。**粒線體的氧化功能不良會降低乳酸的清除能力，造成肌肉細胞較快酸化而容易感到疲勞無力。**

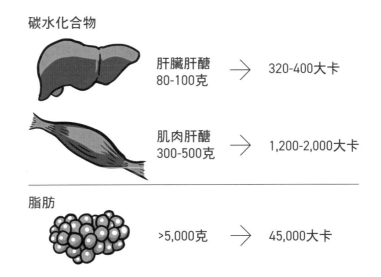

碳水化合物

| | | |
|---|---|---|
| 肝臟肝醣 80-100克 | → | 320-400大卡 |
| 肌肉肝醣 300-500克 | → | 1,200-2,000大卡 |

脂肪

| | | |
|---|---|---|
| >5,000克 | → | 45,000大卡 |

**圖 1-8　人體的能量基質儲存**

碳水化合物可以非常迅速的被活化，比起脂肪氧化更有效率，對於高強度的身體活動非常重要。但是脂肪的儲存量較碳水化合物多，是長時間身體活動的主要能量來源。

　　值得注意的是，在非常劇烈的身體活動中有氧系統也會被活化，只是反應步驟較多，所以提供 ATP 的速率較慢，但是因為有較多的能量基質儲存，尤其是脂肪組織，是長時間身體活動的主要能量來源。

　　脂肪氧化在較低的活動強度時所占的比例較高，碳水化合物氧化，尤其是肌肉肝醣，主要是在較高的活動強度時。在 25% $VO_2max$ 時脂肪氧化提供超過 90% 的能量。隨著活動強度的升高，脂肪氧化提供 ATP 的速率跟不上肌肉的消耗，就必須再加上碳水化合物氧化。最大脂肪氧化的活動強度約略是在 60-65% $VO_2max$，但這會因人而異，並非一定的標準。在更高的活動強度時，就會轉向使用更多的碳水化合物，同時減少使用脂肪。對於訓練有素的耐力運動員，可以在較高的活動強度時依然維持較多的脂肪氧化，以節省碳水化合物的使用來提升運動表現。有些研究顯示，用高於 65% $VO_2max$ 的活動強度來訓練無法增加最大脂肪氧化的能力。

## 攝氧量／最大攝氧量

攝氧量是指在身體活動時消耗氧氣的速率，以每公斤體重每分鐘消耗多少毫升的氧氣來表示。而最大攝氧量（$VO_2max$）就是在劇烈活動時所能達到的最高氧氣消耗速率，可以用 $VO_2max$ 的百分比來表示「相對」活動強度，也可以和代謝當量互相換算。此外，$VO_2max$ 的數值可以代表心肺適能的好壞。

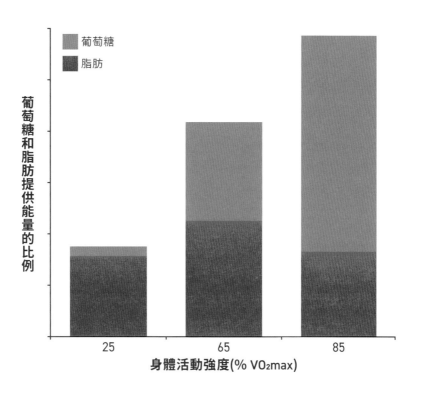

圖 1-9　身體活動強度在 25% VO₂max 時，脂肪氧化提供超過 90% 的能量。最大脂肪氧化的活動強度約略是在 60-65% VO₂max。隨著活動強度的升高，就會轉向使用更多的碳水化合物，同時減少使用脂肪。

　　身體活動也會促進蛋白質的合成和分解，活動後肌原纖維和粒線體蛋白質的合成增加，是阻力和有氧訓練的適應基礎。很少胺基酸會被用於氧化產生 ATP，但是在碳水化合物較不足的狀況下胺基酸氧化就會增多。**所以最重要的是攝取足夠的碳水化合物，才能避免需要胺基酸氧化而增加蛋白質分解。**

碳水化合物是唯一可用於有氧和無氧系統中產生 ATP 的能量基質,而且可以非常迅速的被活化,比起脂肪氧化更有效率。這是因為肌肉獲得脂肪酸的過程,以及在肌肉中氧化脂肪酸產生 ATP 的途徑,要比碳水化合物來的慢,所以碳水化合物對於短時間高強度的爆發、衝刺活動非常重要。然而,在需要長時間活動的情況下,脂肪可以持續的提供能量,並且比起碳水化合物能夠產生更多的 ATP。此外,脂肪氧化還有助於活動之間休息時的恢復。

有些研究顯示,在缺乏碳水化合物的情況下,脂肪氧化的效率較差。因此,就算長時間耐力運動可能對於碳水化合物的依賴性較低,但碳水化合物仍是能量產生途徑必不可少的重要基質。關於碳水化合物,尤其是糖類是否危害身體健康的討論,從能量代謝和運動表現的角度來看,碳水化合物極為重要,所以問題不在於碳水化合物,而在於是否有代謝碳水化合物的需求和能力。

## 參考資料和延伸閱讀

**Skeletal muscle energy metabolism during exercise**
https://www.nature.com/articles/s42255-020-0251-4

**Understanding the factors that effect maximal fat oxidation**
https://jissn.biomedcentral.com/articles/10.1186/s12970-018-0207-1

**How sugar helps with energy supply**
https://www.mysportscience.com/post/how-sugar-helps-with-energy-supply

**Biochemistry, Anaerobic Glycolysis**
https://www.ncbi.nlm.nih.gov/books/NBK546695/

**GGlycolysis is independent of oxygenation state in stimulated human skeletal muscle in vivo**
https://www.ncbi.nlm.nih.gov/pmc/articles/PMC2231159/

# 粒線體和氧化壓力

粒線體對於生命非常重要，因為粒線體負責細胞內最基本的能量轉換過程，粒線體功能不良會導致細胞能量轉換的嚴重損害。粒線體被認為是活性氧物質的主要產生地方，活性氧物質以前被認為只會造成細胞損傷，然而在生理上活性氧物質的產生有其必要，因為活性氧物質高度參與細胞穩態、信號傳導、細胞增殖、細胞分化、細胞遷移、血管生成和延續壽命的調節，這種生理上活性氧物質參與細胞穩態和信號傳導的過程稱為「氧化良性壓力」（oxidative eustress）或「粒線體毒物興奮效應」（mitohormesis）。**過量的氧化壓力會造成身體傷害，但是適當的氧化壓力是向上適應的原動力。**

細胞自身具有抗氧化的機制，但是當活性氧物質的產生超過抗氧化能力時，活性氧物質就會累積並且導致細胞損傷。粒線體氧化功能的缺陷可能和產生過多的活性氧物質有關，最終過多的氧化壓力會導致粒線體功能更加下降和慢性發炎反應，造成老化相關的疾病，包括胰島素阻抗、代謝症候群、第二型糖尿病、非酒精性脂肪肝、心血管疾病和失智症。

乳酸是無氧糖解作用的終產物，乳酸堆積在細胞內和輸出到血液中，會對脂肪和碳水化合物的代謝調節產生顯著的影響。在高強度活動時，即使在完全有氧的情況下，糖解作用產生過多的丙酮酸可能會來不及進入粒線體氧化，因而還原成為乳酸。

乳酸也是一種重要的信號分子，可以刺激適量的活性氧物質產生，促進細胞的抗氧化能力。但是當粒線體的脂肪氧化能力不佳時，能量代謝會過早切換到糖解作用，而碳水化合物氧化能力不佳，又會造成過多的乳酸堆積而產生過量的活性氧物質，反而會降低細胞的抗氧化能力和破壞粒線體功能，這就是缺乏代謝彈性所造成的狀況，此時不適合強度過高的活動和對身體製造過多的壓力，應該先用低強度活動來恢復粒線體的脂肪氧化能力。

粒線體的功能會隨著基因突變、老化、感染和缺乏身體活動而降低，所以為了減緩老化和避免老化相關的代謝疾病，要怎麼增進粒線體的氧化代謝能力和抗氧化功能？主要就是靠生活型態的改變，一方面增加身體活動、避免久坐不動的靜態生活，這樣可以增進粒線體的數量和功能。另一方面，限制飲食熱量的攝取可以經由促進粒線體自噬，來達到清除受損粒線體和刺激粒線體更新的效果。

但要注意的是，限制熱量攝取雖然可能有些短期的益處，但是不宜過多過久，以免對身體造成不良的影響，最好能夠搭配增加身體活動，而不要只是單靠限制熱量而已。所以就長期而言，身體活動仍是唯一能夠改善粒線體功能和促進代謝健康的方法。

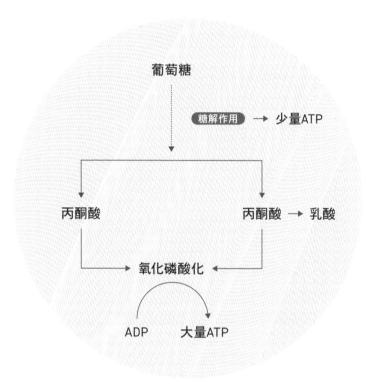

**圖 1-10** 葡萄糖先經由糖解作用產生丙酮酸，這是在細胞質中進行，可以快速的產生少量 ATP。接著丙酮酸會進入到粒線體中，經由克氏循環和氧化磷酸化來產生大量的 ATP，但是速率較慢。來不及進入粒線體氧化的丙酮酸，就會還原成為乳酸。糖解作用本身不需要氧氣，但是依據丙酮酸最後的去向，糖解作用可以分為有氧糖解和無氧糖解。如果丙酮酸進入粒線體氧化，就稱為有氧糖解。如果丙酮酸沒有氧化而是還原為乳酸，則稱為無氧糖解。

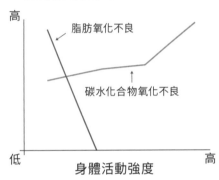
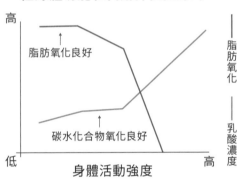

## 圖 1-11　粒線體功能和代謝彈性的關係

當粒線體功能和代謝彈性不良時，只要活動強度稍微提高，脂肪氧化就會大幅減少，轉為由碳水化合物提供能量。但是因為碳水化合物的氧化能力也不佳，所以糖解作用產生的丙酮酸來不及氧化，就會還原成為乳酸，造成乳酸快速堆積。而粒線體功能不良也會使得肌肉細胞酸化，進而減少肌肉的收縮能力和輸出功率。相反的，當粒線體功能和代謝彈性良好時，就算活動強度提高，仍能維持較多的脂肪氧化，減少由碳水化合物提供能量。再加上碳水化合物的氧化能力也不錯，所以糖解作用產生的丙酮酸可以充分的氧化，就算產生乳酸也能快速的清除，如此就能減緩乳酸堆積。而粒線體功能良好也能減緩肌肉細胞酸化，進而維持肌肉的收縮能力和輸出功率。

### 參考資料和延伸閱讀

**Mitochondrial and metabolic dysfunction in aging and age-related diseases**
https://www.nature.com/articles/s41574-021-00626-7

**The Key Role of Mitochondrial Function in Health and Disease**
https://www.mdpi.com/2076-3921/12/4/782

# 粒線體和慢性發炎反應

　　發炎反應對於生存非常重要，透過免疫和非免疫細胞的活化，達到消除病原體和促進組織修復的效果。發炎反應的程度分為全身性和局部性，可能會產生代謝和神經內分泌的變化，以保存能量提供給活化的免疫系統。正常的發炎反應在有需求時會暫時且受限的增強，例如感染和受傷，一旦需求消失，發炎反應就會消退。然而某些社會、心理、環境和生物因素會妨礙急性發炎反應的消退，因而造成低度、非感染的全身慢性發炎反應。

　　當發炎反應從暫時轉變為慢性，會導致所有組織和器官的正常細胞生理發生重大改變，從而增加各種慢性疾病的風險。全身慢性發炎反應也會損害正常的免疫功能，導致容易發生感染和癌症。此外，懷孕期和兒童期的全身慢性發炎反應可能會產生嚴重的發育後果，包括肥胖和代謝功能異常，以及增加孩童未來一生中慢性疾病的風險。

　　全身慢性發炎反應可能增加的慢性疾病包括胰島素阻抗、代謝症候群（高血壓、高血糖和血脂異常）、第二型糖尿病、非酒精性脂肪肝、心血管疾病、慢性阻塞性肺病、慢性腎病、癌症、憂鬱症、神經退化性疾病、自體免疫疾病、退化性關節炎、骨質疏鬆症和肌少症等等。老年人的全身慢性發炎反應被認為部分是由於細胞老化的複雜過程所引起，其特徵是細胞增殖停滯和促炎細胞因子分泌增加，至於原因目前仍待研究。

骨骼肌也是一種內分泌器官，在肌肉收縮時會產生肌肉因子釋放到血液中，可以降低發炎反應。研究顯示，缺乏身體活動與老化相關疾病和死亡率的增加有顯著的關聯。此外，缺乏身體活動也與肥胖有關，特別是過多的內臟脂肪組織。脂肪細胞會分泌多種促炎脂肪因子，導致發炎反應的延長和惡化。

## 細胞因子、脂肪因子、肌肉因子是什麼？

細胞因子（cytokine）又稱為細胞激素，是細胞分泌的多種荷爾蒙，作為細胞之間溝通的信號，主要作用在調節免疫反應、發炎反應和能量代謝。脂肪細胞分泌的細胞因子稱為脂肪因子（adipocytokine），而肌肉細胞分泌的就稱為肌肉因子（myokine）。

現代的飲食中，缺乏水果、蔬菜和其他富含纖維的食物，而有較多的精製碳水化合物，並且反式脂肪酸和鹽分的含量高，這樣的飲食內容會缺乏多元植食所含有的天然抗氧化劑，如多酚類（polyphenols）和類黃酮（flavonoids），也會改變腸道微生物群的組成和功能，以及影響免疫系統的作用。此外，加工食品也會增加食慾而使得熱量攝取過多，因此造成肥胖。這些最終都會導致全身慢性發炎反應。

許多造成全身慢性發炎反應的原因我們無法控制，但是有些是我們可以去改變，例如身體活動、飲食、睡眠、壓力等等。全身慢性發

炎反應和慢性疾病的關聯已經獲得證實，胎教有其道理，預防慢性疾病打從娘胎就要開始。而慢性發炎反應和氧化壓力是一體的兩面，會互相加乘影響，與粒線體功能和代謝健康息息相關。

參考資料和延伸閱讀 ———

**Chronic inflammation in the etiology of disease across the life span**
https://www.nature.com/articles/s41591-019-0675-0

**The Physiology of Optimizing Health with a Focus on Exercise as Medicine**
https://www.annualreviews.org/doi/10.1146/annurev-physiol-020518-114339

**Exercise tolls the bell for key mediators of low-grade inflammation in dysmetabolic conditions**
https://www.sciencedirect.com/science/article/abs/pii/S1359610121000708

# 粒線體功能不良與胰島素阻抗

胰島素的代謝作用，是經由促進肌肉的葡萄糖攝取和抑制肝臟的葡萄糖生成，來維持體內葡萄糖的穩定，胰島素阻抗通常被定義為對胰島素代謝作用的敏感性降低。胰島素阻抗與肥胖、第二型糖尿病和心臟代謝症候群（高血壓和血脂異常）相關，這些都是心血管疾病的重大危險因子。

能量代謝的調節絕大部分依賴粒線體，經由代謝能量基質（葡萄糖和脂肪）產生 ATP 和熱能，粒線體在維持能量穩定中發揮重要的作用。熱量攝取和能量消耗之間的不平衡（吃多動少），會導致粒線體

功能不良，能量產生（ATP 產生）與呼吸（氧氣消耗）之間的比例會降低，也就是消耗較多的氧氣卻只能產生較少的 ATP，因而增加活性氧物質的形成，這樣可能會產生不良的後果，包括增加基因突變機率和刺激發炎反應作用。粒線體是活性氧物質的主要產地，儘管細胞內有保護機制，但是過量的活性氧物質對細胞生理是有害的，會破壞粒線體而導致功能不良。

除了活性氧物質的形成之外，遺傳、外在因素（身體活動、飲食和壓力）、老化和粒線體生成減少也都會影響粒線體功能。更重要的是，粒線體功能不良與骨骼肌和其他組織（肝臟、脂肪、心臟、血管和胰臟等等）中的胰島素阻抗有關。因此，粒線體的數量減少、形態異常和氧化功能不良，常見於胰島素阻抗的組織中。

循環系統中的游離脂肪酸會因為壓力、脂肪代謝不良、或熱量攝取過多而升高。血漿中的游離脂肪酸濃度升高，會導致非脂肪組織中的脂肪異位堆積，這樣會產生脂毒性（lipotoxicity），造成粒線體的氧化功能下降和胰島素阻抗。

高脂飲食增加的發炎反應信號是胰島素阻抗的另一個潛在機制，游離脂肪酸會刺激發炎反應信號的傳導，而粒線體功能不良和伴隨的活性氧物質增加，也會刺激發炎反應信號的傳導增加，這樣會損害胰島素信號的傳導，導致胰島素阻抗。受損的胰島素信號傳導不僅會影響肌肉中的葡萄糖代謝，還會妨礙胰島素在不同組織中的其他作用。

粒線體功能不良會引起胰島素阻抗，導致代謝和心血管異常，以及隨之而來的心血管疾病增加，而改善粒線體功能的介入方式也能改善胰島素阻抗。身體活動會增加細胞對於 ATP 的需求，能經由活化 AMPK 和 PGC-1α 來刺激粒線體生成，改善粒線體的形態、數量和氧化功能，有助於改善葡萄糖和脂肪代謝，以及提高胰島素敏感性。

參考資料和延伸閱讀

Role of Mitochondrial Dysfunction in Insulin Resistance
https://www.ahajournals.org/doi/10.1161/circresaha.107.165472

Type 2 Diabetes Mellitus and Skeletal Muscle Metabolic Function
https://www.sciencedirect.com/science/article/abs/pii/S0031938408000231

# 粒線體功能和代謝彈性

代謝彈性對於運動表現和身體健康很重要。生物體主要是靠燃燒醣類和脂肪來產生能量，代謝彈性指的就是生物體根據代謝或能量需求的變化，對於使用的能量基質做出反應或適應的能力。

休息時，空腹時肌肉以脂肪氧化代謝為主，而進食後會轉變為更多的葡萄糖氧化。這種轉變有助於根據飲食中營養素的含量來有效的利用能量基質，主要目的是從分解代謝作用轉變為合成代謝作用，如此攝取的熱量才可以有效的儲存在肌肉、脂肪和肝臟組織中，進食後這種能量基質的轉變是靠胰島素來驅動。胰島素可以促進葡萄糖進入

細胞，但是從細胞的角度來看，在沒有增加能量消耗的情況下，過量的葡萄糖進入並儲存在細胞之中可能是有害的，所以胰島素阻抗也可能是一種適應性反應。

　　某些生理狀況也會產生胰島素阻抗，而不見得是病理狀況。例如長時間禁食會導致肌肉的胰島素阻抗，以減少胰島素所抑制的脂肪分解，才能持續向肌肉和其他組織提供足夠的游離脂肪酸，滿足增加的脂肪氧化。另外，耐力運動員的肌肉具有高氧化能力，可以增加脂肪氧化以應對脂肪過度負荷（耐力運動員悖論），減少葡萄糖氧化以保留肌肉的肝醣儲存，這種增強的代謝彈性，與運動訓練後肌肉有更佳的粒線體功能相關。

　　胰島素阻抗是許多組織和器官中出現代謝彈性不良的主要原因。肝臟和肌肉胰島素阻抗的潛在機制，主要是因為粒線體的脂肪氧化能力受損和脂肪代謝物過量堆積。

　　脂肪組織不只是脂肪儲存庫，經由吸收、酯化、和釋放游離脂肪酸的微調系統（三酸甘油酯循環），為周邊組織（例如骨骼肌和肝臟）提供循環系統中游離脂肪酸的緩衝。脂肪組織對於肥胖有非常好的適應性，其先天功能就是慢慢的擴大以儲存游離脂肪酸，但是這種功能通常會在肥胖造成的胰島素阻抗中受到干擾，造成脂肪代謝不良。隨著飲食的游離脂肪酸逐漸減少儲存到脂肪組織，這些游離脂肪酸仍然會存在於循環系統中，並且可能會異位堆積在其他組織，進而導致代謝紊亂。

　　肥胖時過多脂肪與代謝問題相關，但是正常體重健康女性的脂肪量與第二型糖尿病肥胖男性一樣多。因此，脂肪量本身並不是肥胖造成代謝異常的唯一禍首，這突顯了脂肪代謝能力對於健康的重要性。

　　身體活動是另一種需要代謝彈性的生理狀況，將能量基質的可用性與代謝途徑相匹配，以滿足巨大增加的能量需求。身體活動會大量的增加能量消耗，與靜息代謝率相比，劇烈活動可以增加能量消耗達數十倍之多。劇烈活動時，肌肉占 95% 以上的身體能量消耗，肌肉肝醣、三酸甘油酯、血糖和血漿脂肪酸共同為肌肉提供燃料。因此，身體活動需要極大的代謝彈性以利用所有的能量來源，如此才能滿足肌肉在活動時不同的能量需求。

　　身體活動時在葡萄糖和脂肪代謝之間切換的代謝彈性，主要取決於活動的強度和持續時間，從而利用不同的能量代謝途徑。較高強度的活動需要依賴經由氧化磷酸化的葡萄糖氧化，但是在更高強度的活動時則完全依賴無氧糖解。隨著活動強度的增加，脂肪氧化的比例會變少，但是隨著活動時間的增加，脂肪氧化對整體能量供應的比例會變多。

　　身體活動增加了肌肉粒線體的數量和功能，加強了能量基質的利用能力，以及促進在休息和活動時更多的脂肪氧化。因此，身體活動可以改善胰島素敏感性和脂肪氧化能力，降低糖尿病和心血管疾病的風險。

　　雖然熱量限制引起的體重減輕也能提高胰島素敏感性,但是與身體活動相比,並沒有改善肌肉的脂肪氧化能力。而沒有改善肌肉粒線體的脂肪氧化能力,會減少了體重減輕對於健康的益處。另外,經由手術切除脂肪組織(抽脂)或依靠減重藥物來減少脂肪量,不會產生有益於代謝的結果,這表示需要身體活動才能改善代謝彈性,才會對身體產生健康的益處。

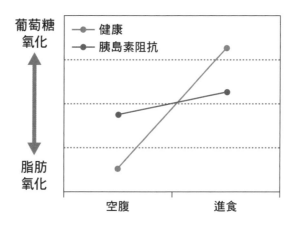

**圖 1-12 健康和胰島素阻抗時的代謝情形**

健康個體在良好的代謝彈性下,能量基質的使用在空腹時有較多的脂肪氧化,在進食後有較多的葡萄糖氧化。而在有胰島素阻抗時因為代謝彈性不良,所以空腹時脂肪氧化不佳,進食後也無法切換到較多的葡萄糖氧化,這就表示能量代謝能力在較差的狀態。

參考資料和延伸閱讀 ————————————————————

**Metabolic flexibility in health and disease**
https://www.ncbi.nlm.nih.gov/pmc/articles/PMC5513193/

# 胰島素阻抗和肌肉老化的關係

　　肌肉老化主要是肌力和肌肉量的減少，以及再生能力的下降，通常也伴隨著肌肉的代謝能力變差，包括粒線體功能不良和胰島素阻抗。這些變化會增加身體活動的限制和罹患疾病的風險，身體活動和運動訓練是有效減緩肌肉老化的方式，可以增加肌力和肌肉量、改善身體活動功能，也能避免粒線體功能下降和胰島素阻抗。

　　肥胖已經被證明會讓肌肉老化更加嚴重，體脂肪的增加可能會加速肌力和肌肉量的流失，並且與胰島素阻抗、粒線體功能不良和肌肉再生能力下降有關。相反，身體活動可以改善所有這些肌肉老化的現象，阻力訓練用於增加肌力和肌肉量，有氧活動可以提高胰島素敏感性和粒線體功能。

## 隨著年齡增長，肌肉量會流失多少？

肌肉萎縮從 30-40 歲時就開始，到了 50 歲時，大約有 10% 的肌肉會流失。肌肉流失的速度會隨著年紀漸增而加快，因此到了 70-80 歲的時候，每年都會減少約 1% 的肌肉量。50-60 歲後肌力也會顯著下降，每年下降的速度約為 2-5%。與上肢相比，下肢的下降幅度更大。值得注意的是，肌力下降的程度大約是肌肉萎縮的 2-3 倍，肌力下降不只是因為肌肉量減少，還包括中樞和周邊神經系統退化、II 型肌纖維萎縮和肌肉中非收縮性脂肪組織增加。

　　老化也會對心血管系統造成影響，包括動脈硬化、血管內皮功能不佳和肌肉微血管密度降低。這些血管的變化可能會經由妨礙氧氣、荷爾蒙、生長因子、營養素和胺基酸的運送而進一步損害肌肉功能。

　　阻力訓練可以有效的增強肌力和肌肉量，就算是非常老的老年人（大於 85 歲）也能看到阻力訓練的效果，但是當然比不上年輕人。肌肉除了影響身體的活動能力之外，在全身的代謝作用中也是非常重要。肌肉藉由胰島素促進葡萄糖進入肌肉細胞之中來調節血糖濃度，當這種機制運作正常，就能改善胰島素阻抗，避免第二型糖尿病。

　　產生胰島素阻抗的原因很複雜，目前仍未完全了解。可能的因素包括粒線體功能不良、氧化壓力增加、發炎反應增加和脂毒性。雖然目前仍不清楚老化對於胰島素阻抗的影響，許多研究顯示胰島素敏感性會隨著年齡的增加而下降，不過可以確定的是，年齡本身並不是胰島素敏感性的主要決定因素，肥胖、體脂肪分布和缺乏身體活動，對於胰島素敏感性的影響更為深遠。也就是說，隨著年齡的增加，胰島素敏感性的變化可能是繼發於體脂肪和身體活動的變化。所以說，身體活動能夠改善胰島素敏感性，即使具體機制尚未完全釐清，只要保持適度的身體活動，就可以降低發生胰島素阻抗的機會，以及減少產生代謝症候群的風險。

　　隨著年齡的增加，粒線體的數量會減少、形態會變差，而且功能會下降，這可能也是繼發於體脂肪和身體活動的變化。最近的研究還顯示，粒線體可能在肌少症中扮演關鍵角色，粒線體功能不良所導致

的活性氧物質產生增加會造成氧化損傷，進而刺激蛋白質分解代謝和肌肉萎縮。而身體活動已經證實可以增加粒線體的數量，以及改善粒線體的形態和功能。

　　肌肉驚人的再生能力是依賴衛星細胞，也就是肌肉的幹細胞，當肌肉遭受損傷或壓力的刺激時，靜止的衛星細胞會被活化以促進肌肉的再生或生長。衛星細胞的數量減少和功能受損，都有可能會導致肌肉的再生不足，進而對肌肉收縮功能造成不良的影響。除了老化之外，還有其他因素也會影響到肌肉的再生能力，包括肥胖及肥胖所引起的發炎反應增加。而身體活動可以增加衛星細胞的數量和改善衛星細胞的功能，對於老化肌肉的再生能力可以產生正面的影響。

參考資料和延伸閱讀

**Effects of Exercise and Aging on Skeletal Muscle**
https://www.ncbi.nlm.nih.gov/pmc/articles/PMC5830901/

**Exercise Is Muscle Mitochondrial Medicine**
https://journals.lww.com/acsm-essr/fulltext/2021/04000/exercise_is_muscle_mitochondrial_medicine.1.aspx

**Age-associated inflammation and implications for skeletal muscle responses to exercise**
https://www.sciencedirect.com/science/article/pii/S0531556523000980

**Effects of Resistance Training on Muscle Size and Strength in Very Elderly Adults**
https://link.springer.com/article/10.1007/s40279-020-01331-7

**Muscle Mass, Strength and Longevity**
https://www.howardluksmd.com/muscle-mass-strength-and-longevity/

　　骨骼肌的主要功能被認為是維持姿勢和活動身體，但是肌肉還可以調節全身的能量和蛋白質代謝。肌肉占了全身約 75% 的蛋白質，是

身體的胺基酸儲存庫，可以提供給其他部位合成蛋白質或產生能量。當能量需求過高（例如壓力引起的代謝亢進）或熱量攝取過低（例如過度節食或胃口／吸收不良）時，就會分解肌肉中的蛋白質來產生能量。能量需求過高或攝取過低可能是許多疾病的狀況，也可能是疾病相關的代謝失調（例如癌症惡病質）或食慾不振。然而在罹病期間，經由身體活動和營養來維持肌肉量的重要性，往往被忽視或難以解決，因此更進一步的加速肌肉萎縮，增加了疾病的併發症和死亡率。

葡萄糖調節是肌肉和全身能量代謝平衡的核心，在大多數的細胞中，葡萄糖經由無氧和有氧代謝以產生 ATP。葡萄糖在肌肉中以肝醣的形式儲存，可以快速的產生能量來讓肌肉收縮，肝醣也儲存在肝臟和腎臟之中。此外，儲存在肌肉中的蛋白質可以在能量攝取不足時被分解以產生能量，因此肌肉是非常重要的代謝器官。

肌肉蛋白質的維持取決於蛋白質合成和分解之間的平衡，在疾病或受傷所產生的嚴重代謝壓力下，肌肉蛋白質會因為分解代謝的增加而消耗，最後會損害到肌肉量、肌力和活動功能。

肌肉具有非常大的可塑性，會隨著熱量和營養攝取、疾病及身體壓力而不斷變化，也會受到身體活動、負荷、神經刺激、荷爾蒙和細胞因子的影響。老化雖然會導致快縮肌和慢縮肌纖維都減少，但主要是快縮肌纖維先萎縮。由於快縮肌纖維比慢縮肌纖維更快更有力，因此這種轉變可能會讓老年人失去日常活動的能力，降低生活品質，減少生理儲備，最後因為衰弱而失能，更容易因此而生病和死亡。

　　除了老化，肌肉萎縮還與許多病理狀況和慢性疾病有關，減少身體活動和長期臥床休息對於這些患者的肌肉萎縮來說來是雪上加霜。大多數這些病理狀況與不同程度的局部和全身慢性發炎反應相關，外傷和阻力訓練後的急性發炎反應受到精細的控制和調節，在短期間內有助於組織修復和肌肉生長，然而全身慢性發炎反應會減少蛋白質合成和增加蛋白質分解，反而會造成肌肉的流失。

　　要預防或延緩肌肉萎縮，甚至想在肌肉萎縮時重建肌肉，第一步必須要攝取足夠的熱量，此外補足蛋白質也很重要，補充蛋白質到超過總熱量攝取的 20% 可能會有幫助。而大量的支鏈胺基酸，尤其是白胺酸和其代謝物 HMB（β- 羥基 -β- 甲基丁酸），在極端情況下（例如惡病質）可以對抗蛋白質的「合成阻抗」，可能有助於減緩甚至逆轉肌肉的流失。

　　僅靠攝取足夠的熱量和蛋白質，並不能完全消除或逆轉與老化和疾病相關的肌肉萎縮，肌纖維要在收縮之後，經由張力刺激才能引發蛋白質合成。身體活動可以促進肌肉蛋白質合成和減少蛋白質分解，雖然有氧活動比起完全沒動要來得好，但要提高蛋白質合成並逆轉肌肉流失，阻力訓練還是最有效的方式。阻力訓練的重要性再怎麼強調都不為過，但肌肉萎縮的患者可能會因為疾病或併發症而難以執行，所以阻力訓練必須根據個人體況加以調整，才能安全發揮效果。

參考資料和延伸閱讀

**Skeletal Muscle Regulates Metabolism via Interorgan Crosstalk: Roles in Health and Disease**
https://www.jamda.com/article/S1525-8610(16)30113-X/fulltext

第 2 章

# 肌肉、肌力和骨質<br>是寶貴資產

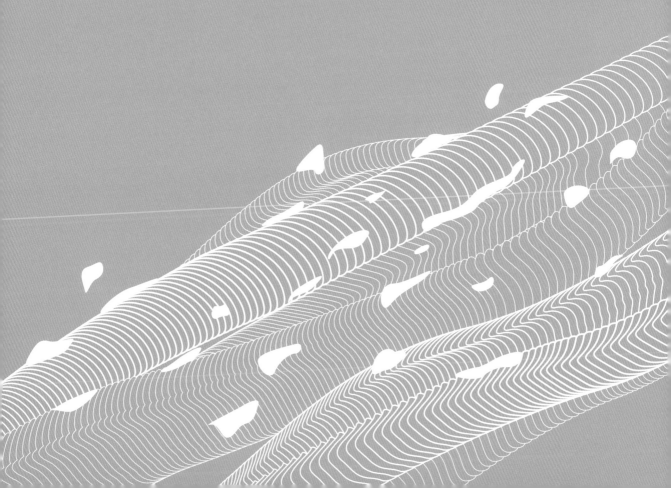

# 資產清查──看看生理儲備剩多少

## 肌肉──有沒有肌少症？

　　看診時常會遇到病患抱怨有筋骨痠痛的問題，擔心自己是否有骨質疏鬆症。事實上，骨質疏鬆症除非嚴重到發生骨折的程度，否則在初期是沒有明顯的症狀。但是另外一個和骨質疏鬆症相關的問題，就有可能會造成筋骨痠痛，那就是肌少症。肌少症是由於肌肉萎縮而造成肌肉量減少，與老化的衰弱息息相關。肌肉萎縮不但會讓人覺得虛弱無力、行動緩慢，也會因為肌力、肌耐力降低而不容易維持良好的姿勢和動作，因此易於產生筋骨痠痛的問題，更會因為組織的耐受度不足，無法承受太大的外力負荷而導致時常勞損受傷，甚至因為行走不穩、反應太慢而可能跌倒造成骨折。

　　另一種常來看診的人，並不是因為筋骨痠痛，而是覺得最近越來越沒力氣，可能走路變得比較慢、爬樓梯變得比較吃力，甚至連坐著從椅子上站起來都不如以往來的順暢輕快，也有可能出現毛巾擰不乾、瓶蓋轉不開的狀況。當我告訴這些「病患」（如果老化算是一種病），這是老化所造成的肌肉流失、肌力減退，他們通常不敢置信，常會說之前明明就還好好的，也不覺得自己太老（有的已經八、九十歲了），怎麼可能會有肌少症。是的，大家都有過年輕的歲月，不管你年輕時再怎麼勇猛強壯，終究是敵不過時間的流逝和身體的老化。他們往往希望我能開些藥、打個針、推薦一些保健食品，就可以讓他們恢復力氣。但是肌少症無藥可醫，只有靠自己多活動，尤其是足夠強度的阻力訓練，才能阻止肌肉流失。而且就像其他疾病一樣，預防勝於治療，最好在發生之前，就能先儲備足夠的肌力。

　　既然肌力那麼重要，那麼一般人需不需要測握力、步行速度，甚至儀器檢查來診斷有沒有肌少症？當然肌少症的診斷在臨床上有其意義，但我覺得對於一般人來說，完全沒有必要。肌少症伴隨著肌力減退會影響到日常生活功能，不只是日常活動逐漸感到吃力，有時甚至連走路出門都會覺得越來越困難、越來越容易疲累。肌力就像是存款，如果日常生活的一般花費你都捉襟見肘，不用去看戶頭裡存款的數字，就能知道自己沒什麼錢。也就是說，如果日常生活的一般活動，你都覺得力不從心，那也不用檢查有沒有肌少症，就該知道自己肌力不足。

　　中老年人的肌肉雖然逐漸萎縮，但是因為體脂肪的增加，所以體重並不一定會減輕，也就是所謂的肌少型肥胖，俗稱的「泡芙人」。如果以 BMI 來判斷，中老年人的體重標準應該要比年輕時放寬一些，體重過輕會有較高的骨質疏鬆症和肌少症風險，但是就算體重正常或過重，因為體脂肪增加的肌少型肥胖，肌肉量依然有可能不足。自然的狀況下，在 30-40 歲之後肌肉量每年減少約 1%，而且會隨著年紀的增加而加速流失，值得注意的是，肌力減少幾乎達到肌肉量減少的 2-3 倍以上。

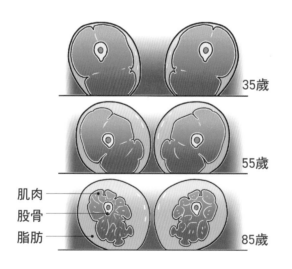

35歲

55歲

肌肉
股骨
脂肪

85歲

**圖 2-1　從 35-85 歲大腿橫切面看肌少症發展**

隨著老化，也許不覺得體重減輕、肢體萎縮，但是隨著身體組成的改變，肌肉所占的比例會減少，而脂肪所占的比例會增多。不只是皮下脂肪變厚，連肌肉內也會堆積脂肪，嚴重影響到肌肉的收縮和代謝功能。

　　為什會這樣？主要是因為神經系統退化，肌肉快縮肌纖維流失，以及肌肉中脂肪組織增加。肌肉的肌纖維概略分為 2 種，一種是較有耐力的慢縮肌纖維（I 型肌纖維），另一種則是較有爆發力的快縮肌纖維（II 型肌纖維），而老化的肌肉流失主要是較有爆發力的快縮肌纖

維，因此肌力減少的程度自然就會大於肌肉量流失的幅度。就算平常有在從事跑步、騎自行車等等的耐力運動，也只能使用到較有耐力的慢縮肌纖維，快縮肌纖維並沒有得到足夠有效的訓練刺激，所以整體的肌肉量和肌力仍然會隨著老化而減退。

以往的身體活動建議，多只是為了脫離靜態生活增加活動量，因此以有氧活動來改善心肺適能為主，預防慢性疾病的發生。但是隨著全球的人口老化日趨嚴重，肌少症和骨質疏鬆症的問題也就被日益重視，為了預防老化所產生的衰弱和失能，光靠有氧活動並不足夠。老化所造成的肌肉萎縮主要是快縮肌纖維，也是肌力減退的主要原因，有氧活動無法避免這種狀況的發生。要增加肌力和肌肉量就需要靠阻力訓練的刺激，而且是足夠強度的阻力訓練才會有效。網路和媒體上有許多自我運動的示範，號稱簡單輕鬆的做一做就可以避免老化的肌肉萎縮，但是強度不足，除了增加一些身體活動的好處，對於加強肌力和肌肉量往往徒勞無功。Exercise is medicine，找到了病因，也要有正確的處方，才能對症下藥，藥到病除。

參考資料和延伸閱讀

Muscle Mass, Strength and Longevity
https://www.howardluksmd.com/muscle-mass-strength-and-longevity

Single muscle fibre contractile function with ageing
https://physoc.onlinelibrary.wiley.com/doi/abs/10.1113/JP282298

The impact of life-long strength versus endurance training on muscle fiber morphology2 and phenotype composition in older men
https://pubmed.ncbi.nlm.nih.gov/37881849/

## 肌少症的診斷

根據亞洲肌少症工作小組（Asian Working Group for Sarcopenia, AWGS）2019 年的最新共識，肌少症的定義為「老化」所造成的骨骼肌流失、加上肌力減少、及（或）身體動能下降。而各國對於老年人的定義，是指年齡 60 或 65 歲以上。

肌少症的診斷流程，分為篩檢、評估、診斷 3 個階段。

**第一步篩檢**：讓民眾可以自我檢查，找出肌少症的高危險群。篩檢的方法分別為測量小腿圍、使用 SARC-F 量表，或是加入測量小腿圍的 SARC-CalF 量表。當小腿圍男性小於 34 公分、女性小於 33 公分，就需要再進一步進行肌少症的評估。

**第二步評估**：第一步篩檢未達標準，就會進入第二步的評估，分別為測量肌力和身體功能。肌力是以測量握力當作代表，當男性低於 28 公斤、女性低於 18 公斤就表示肌力不足。身體功能則是測量 6 公尺步行速度或 5 次起立坐下時間，當步行速度慢於 1 公尺 / 秒、或 5 次起立坐下時間多於 12 秒，就表示身體功能不足。

**第三步診斷**：第二步評估也未達標準，就會進入第三步的儀器檢查來實際測量肌肉量，以確定診斷是否有肌少症，使用的測量儀器為生物電阻抗分析（bioelectrical impedance analysis, BIA）或雙能量 X 光吸收儀（dual energy X-ray absorptiometry, DXA）。BIA 是經由測量身

體的電阻抗來推估身體組成，所以比起 DXA 較不準確，但是費用較便宜，而且沒有輻射暴露的顧慮。當用 DXA 測量時，如果男性的肌肉量小於 $7.0kg/m^2$，女性小於 $5.4kg/m^2$ 時，就表示肌肉量不足。

　　肌少症和骨質疏鬆症有許多的共同因子，並且會互相影響。肌少症是引起老年人跌倒的重要危險因子之一，跌倒又是造成骨折的主要原因，而骨質疏鬆症則會讓跌倒後更容易發生骨折。預防或治療骨質疏鬆症和肌少症的共同之處，最重要在於要有足夠的身體活動、運動訓練和營養，尤其是阻力訓練，已經充分證實能夠有效的加強肌力和骨質。

　　骨質疏鬆症目前雖然有藥物可以治療，但是可能會產生罕見卻嚴重的併發症，例和顎骨壞死和非典型骨折。肌少症目前仍然沒有任何藥物可以達到預防或治療的效果，必須藉由阻力訓練提供給肌肉和骨骼足夠刺激，才能促進肌力和骨質的增加，避免肌肉和骨質的流失。為了讓阻力訓練能夠達到預期效果，還必須配合攝取足夠的營養和熱量，我們在第四章將詳細說明。

**表 2-1　以 SARC-F 和 SARC-CalF 問券來篩檢肌少症**

| 組成 | 問題 | SARC-F 評分 | SARC-CalF 評分 |
|---|---|---|---|
| 肌力 | 對您來說，提 5 公斤重物，覺得困難嗎？ | | |
| | 沒有困難 | 0 | 0 |
| | 有點困難 | 1 | 1 |
| | 非常或無法完成 | 2 | 2 |
| 步行輔助 | 您走過一個房間，覺得困難嗎？ | | |
| | 沒有困難 | 0 | 0 |
| | 有點困難 | 1 | 1 |
| | 非常困難 / 需協助 / 無法完成 | 2 | 2 |
| 從椅子上起身 | 您從椅子 / 床鋪上起身，覺得困難嗎？ | | |
| | 沒有困難 | 0 | 0 |
| | 有點困難 | 1 | 1 |
| | 非常困難 / 需協助 / 無法完成 | 2 | 2 |
| 爬樓梯 | 您爬 10 階樓梯，覺得困難嗎？ | | |
| | 沒有困難 | 0 | 0 |
| | 有點困難 | 1 | 1 |
| | 非常困難 / 無法完成 | 2 | 2 |
| 跌倒 | 過去 1 年，您跌倒過幾次？ | | |
| | 沒有 | 0 | 0 |
| | 1-3 次 | 1 | 1 |
| | 4 次以上 | 2 | 2 |
| 小腿圍 | 男性＜ 34 公分 / 女性＜ 33 公分 | | 10 |
| 肌少症風險 | | ≧ 4 | ≧ 11 |

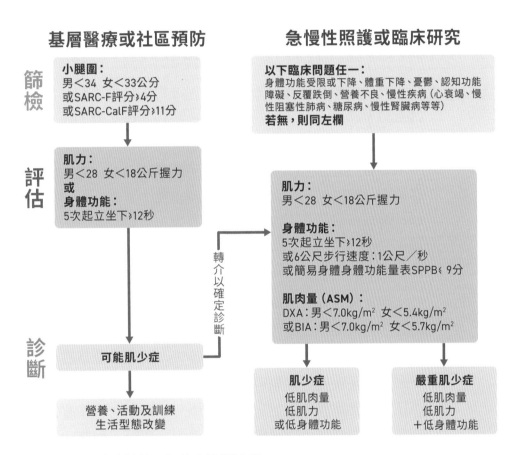

**圖 2-2 肌少症的篩檢、評估和診斷流程**

參考資料和延伸閱讀 ─────────

Asian Working Group for Sarcopenia: 2019 Consensus  Update on Sarcopenia Diagnosisand Treatment
https://sci-hub.se/downloads/2020-02-05/16/10.1016@j.jamda.2019.12.012.pdf

學術專論·亞洲肌少症診治共識：2019 年更新介紹
http://www.tma.org.tw/ftproot/2020/20200727_10_13_41.pdf

亞洲肌少症診斷共識 2019 更新版
https://hanwenliu.blogspot.com/2020/02/2019-AWGS-Sarcopenia.html

# 肌力——生理儲備夠不夠？

　　肌力就像錢，甚至更勝於錢。沒有錢萬萬不能，但是有一件事情比金錢要來得重要，那就是健康。許多人在年輕的時候辛苦工作努力賺錢，為的就是希望有一天能夠達到財務自由，能夠過著想過的退休生活。但往往賺到了財富卻失去了寶貴的健康，最後所賺的金錢全都花費在醫療和照護上，沒有了身體自由。人人為了財務自由，努力累積金錢和財富，但是多少人為了身體自由，去努力累積更重要的生理儲備資產？

　　投資理財的廣告常說：「你不理財，財不理你。」「越早開始，財富累積的效果越好。」但廣告沒告訴你，理財要能成功，最重要的先決條件是投資的標的和方法要正確，不然暴漲暴跌，最後長期累積下來的不是財富，而是鉅額虧損。阻力訓練也是一樣，首先要講求方法正確，然後盡早開始，慢慢累積，等到年老時才會有足夠的肌力和骨質，能夠維持生理儲備和身體自由，享受一生努力的成果。而不正確的訓練方法，不但無法增進肌力和骨質，長期反覆的勞損，反而可能會累積成傷害。

　　要趁年輕存夠錢，才能確保退休後的生活無虞。同樣的，用正確的訓練方法累積足夠的生理儲備，也是要趁年輕越早越好，年老時才能夠不依靠別人，從事自己想做的活動，過自己想過的生活。更何況，努力不一定賺得到錢，但是努力就能夠訓練出強壯的肌力和骨質，而且可以活到老練到老，持續進步。

　　常會有人問：「我現在的生活過得很好，為什麼要辛苦練那麼粗壯？練得再強壯，還不是會生病？」這些人對於必須背蹲舉、硬舉到體重 1.5 倍甚至 2 倍以上才算足夠強壯的標準嗤之以鼻，認為毫無根據。事實上，背蹲舉、硬舉要到體重 1.5-2 倍才算足夠強壯的標準，主要是根據研究發現，有這樣肌力程度的運動員在運動表現上不僅較為出色，而且也不容易受傷。或許套用運動員的標準令一般人難以接受，在這裡我們先不去定義肌力要有多大才算足夠，我就問：「你準備好了沒？」

　　準備好什麼？準備好足夠的生理儲備，以應付突發的意外狀況，例如生病或受傷。老年人就算平時生活還能自理，但是在傷病之後常常變得非常虛弱，甚至一病不起。這是因為年紀漸長，生理功能也會跟著逐漸退化。當生理儲備減少到一個臨界點，就僅能應付日常生活所需。一旦傷病後更是大幅衰退，兵敗如山倒，難以恢復到傷病前的狀況，甚至會因為長期臥床而導致進一步衰弱、失能，甚至死亡。就像收支只能勉強平衡的公司，如果沒有儲備資產，遇到突發狀況就會周轉失靈，因而破產倒閉。

　　大家不要覺得平常能走能動，這種狀況就不會發生。研究顯示，只要重病臥床 1 星期，肌肉就可能萎縮達 30%，肌力的減退更大於此。一病不起並非少數，也不是疾病治癒就可以恢復到病前的生活。一般人的觀念常會覺得，傷病後的虛弱就需要休養生息，不能過度勞累，但長期的臥床少動，只會造成更嚴重的惡性循環，使得器官功能加速衰退，直到死亡。器官功能隨著年紀而退化無可避免，但能靠著

良好的生活型態和足夠的身體活動來減緩，而肌力和骨質不一樣，不僅可以靠著阻力訓練來減緩衰退，甚至還會進步。唯有阻力訓練，才能打破一直衰弱的惡性循環，唯有足夠的肌力，才能增加身體活動和改善生理功能。

天有不測風雲，再怎麼健康和強壯的人也無法避免意外，但我們可以作好準備承受意外的降臨，建立起強壯的身心，而不會輕易的被意外所擊倒。平日訓練好肌力和體能，就如同作好儲蓄，可以有更充裕的準備去面對危機。

**強壯，不只讓你可以攀上顛峰，更重要的是讓你可以爬出谷底。**

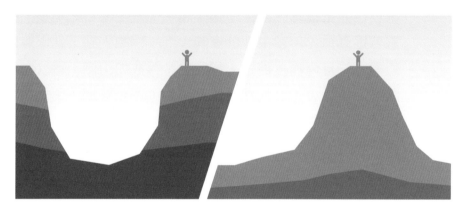

參考資料和延伸閱讀

Strength training as superior, dose-dependent and safe prevention of acute and overuse sports injuries: a systematic review, qualitative analysis and meta-analysis
https://bjsm.bmj.com/content/52/24/1557

The impact of extended bed rest on the musculoskeletal system in the critical care environment
https://www.ncbi.nlm.nih.gov/pmc/articles/PMC4600281/

## 肌力是所有身體素質的基礎

增強肌力，然後呢？然後就是用啊，就像錢賺來就是支應生活各種開銷，或是存起來以備不時之需，而肌力也一樣，就是練來做各種想做的事，或是預防傷病造成的衰弱。

賺錢不只是為了存款上的數字好看，而是錢真的可以花用，買你想要的東西，變成你喜歡的樣子，推展你的志業和夢想，但是你要先有錢。肌力也是，練肌力也不只是為了拚搏槓上過人的數字，而是肌力真的可以運用，讓你可以發展其他身體素質，實現你的目標，有能力去展現自我價值、體驗人生多彩樣貌，但是你要先有肌力。

為什麼只強調肌力，難道其他的身體素質都不重要嗎？這其實是很大的誤解，身體素質除了肌力之外，其他還包括爆發力（速度、敏捷度）、耐力（心肺適能）、活動度（柔軟度）、平衡能力（平衡感）等等。所有的身體素質當然最好能夠均衡發展，但是最重要的還是肌力。因為肌力是對抗外來阻力讓身體產生動作的能力，所以不管是日常活動還是運動表現，都需要依靠足夠的肌力。強調肌力不表示不重視其他身體素質，而是因為肌力是所有身體素質的基礎，只要肌力夠好，其他身體素質也能獲得更安全有效的發展。沒有足夠的肌力，其他的身體素質不但沒辦法發揮，更無法訓練。

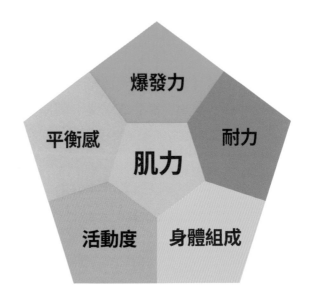

**圖 2-3** 身體素質包括肌力、爆發力（速度、敏捷度）、耐力（心肺適能）、活動度（柔軟度）、平衡能力（平衡感）等等。其中肌力是所有身體素質的基礎，有足夠的肌力才能更進一步有效而安全的訓練其他身體素質，而且在訓練肌力的同時，其他身體素質也可以得到基本的進步。

參考資料和延伸閱讀 ―――――――――――――――――――――――――

**Strength & Barbells: The Foundations of Fitness**
https://startingstrength.com/article/strength_fitness

# 骨質——有沒有骨質疏鬆症？

　　骨骼是人體重要的組織，骨骼具有活動、支撐、保護身體，以及儲存並調節鈣、磷等礦物質的種種功能。骨質疏鬆症是因為骨骼內的鈣質流失和結構改變，使得骨骼的強度下降。WHO 將骨質疏鬆症定義為「一種骨骼質量減少和骨骼組織微細結構發生破壞的疾病，將會使得骨骼更為脆弱，並且會增加後續骨折的風險。」骨質疏鬆症僅次於心血管疾病，已經是全球第二大的流行疾病。人體的骨質約在 20-30 歲左右到達顛峰，從 35 歲起，每年骨質流失約 0.5 ～ 1%，50 歲以後更是會加速，每年流失約 1 ～ 3%。尤其是女性在更年期之後會比男性流失得更快更多，女性更年期後骨質每年流失約 3 ～ 5%。根據統計，台灣地區 50 歲以上女性約有 40%，而 50 歲以上男性約有 25% 罹患有骨質疏鬆症。

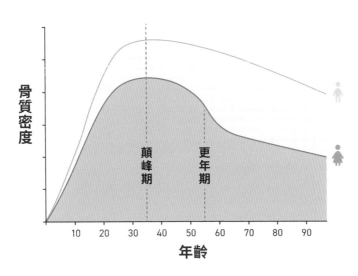

圖 **2-4**　人體的骨質在 20-30 歲左右到達顛峰，然後開始隨著年齡增加逐漸流失，尤其是女性在更年期之後會流失得更快更多。

## 除非發生骨折，否則骨質疏鬆沒有症狀

在門診常常會遇到許多腰痠背痛的病人，一開口就問說這些疼痛症狀是不是骨質疏鬆症所引起，其實骨質疏鬆症在初期並沒有明顯的症狀，也不太會造成腰痠背痛等等的問題。但是會因為脊椎椎體的高度變得越來越扁，身高自然就會越來越矮、越來越彎腰駝背。如果現在的身高矮於年輕時超過 3 公分，就應該強烈懷疑有骨質疏鬆症。

緻密堅硬的骨骼原本可以支撐身體和保護內臟，但是隨著鈣質的流失會逐漸變得疏鬆脆弱，最後就有可能因為輕微的外力而造成骨折，也就是骨骼承受不住外力而斷裂變形，到這個時候就會感覺到非常疼痛。骨質疏鬆症的骨折多發生在手腕、脊椎和髖部這幾個位置，大部分因為不小心跌倒所造成。所以除了要增強骨質，也要重視肌少症所引起的肌力不足，以及加強平衡能力和關節活動度，才能避免跌倒的發生。

骨骼很堅硬，需要很大的創傷外力才會斷裂，這在年輕骨質強壯的時候的確是如此，但在老年人骨質疏鬆的情況下，輕微的外力就能造成嚴重的骨折。我曾有病人僅僅因為稍微大力一點跌坐在椅子上，就發生了脊椎或髖部的骨折，也曾有病人只是彎腰伸手到洗衣機內取出洗好的衣物，稍微擠壓到胸部就發生了肋骨骨折。長期臥床病患的骨折風險也不遑多讓，由於骨質流失加上關節僵硬攣縮，有時照護者在移動病患時稍微沒注意擺位又多用了點力，就有可能造成四肢骨折。所以骨質疏鬆後的骨骼比一般人所以為的要脆弱得許多。

　　還有一種稱為「自發性骨折」的少見狀況。「骨折不都是因為外力才會造成的嗎？怎麼可能會自己發生呢？」這是大家第一次聽到這個名詞時最常有的疑惑。自發性骨折是發生在極為嚴重的骨質疏鬆，骨骼已經極度脆弱到無法承受自身的體重或肌肉收縮時所產生的張力，這時無須跌倒碰撞之類的外力，就有可能發生骨折。因為這種狀況最常出現在長期臥床的病患，所以一旦發生時，常會遭人懷疑是否為照護者的不當行為所造成。

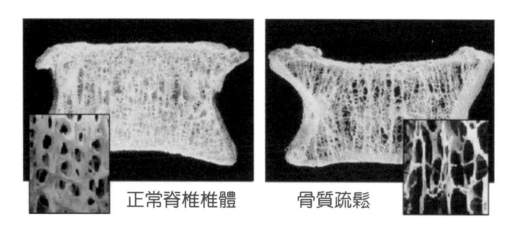

正常脊椎椎體　　骨質疏鬆

**圖 2-5**　骨骼的構造分為外層的皮質骨和內部的髓質骨，隨著骨質的流失，不但皮質骨會變薄，髓質骨中的骨小樑也會變少，如此會嚴重影響到骨骼的強度，最後容易因為外力而骨折變形。

## 老人骨折高死亡率，常不能完全復原

在這幾個骨質疏鬆症常見的骨折部位中，要特別注意脊椎和髖部的骨折，因為這兩處骨折所造成的疼痛和無法承重，會嚴重影響到病患的活動能力。對於原本體況不佳的老年人來說，就算只是短短的臥床休養 1-2 個星期，這段期間所造成的身體功能衰退，可能就是日後能否恢復到生活自理的關鍵，甚至會導致嚴重的併發症和高死亡率，造成家庭和社會的沉重負擔。有研究指出，老年人髖部骨折的 1 年死亡率可能高達 10-20%，在有嚴重慢性疾病或是沒有手術固定及早恢復活動的情況下，死亡率甚至可能會超過 50%，這比某些癌症的死亡率還要高得許多。一般人聞癌色變，覺得是不治之症所以非常重視，但是對於骨質疏鬆症增加骨折風險所帶來的高死亡率，卻毫無所悉。

大家對於骨折的想法都非常簡單，萬一骨折大不了就開刀吧。一般骨折的手術治療方式，大多是將骨折的位移處復位，也就是「喬」回骨骼原本的位置和形狀，再用鋼板、髓內釘等等的骨材加以固定，等待骨折自行癒合。而在髖部的股骨頸骨折，因為用復位固定的方式常會癒合不良，所以就直接置換上人工髖關節。老年人因為常有慢性疾病，以及伴隨著身體器官的退化，手術原本就有比較高的風險。再加上骨質疏鬆的影響，骨質太過於脆弱，骨折處不一定能夠如願的好好復位和固定。在嚴重的骨質疏鬆症時，骨骼外圍的皮質骨會變得極薄，甚至可能如蛋殼般脆弱，幾乎吹彈可破，這時就可能需要花錢使用自費的特殊骨材，才能勉強固定完成手術。

就算手術能夠勉強完成，也會因為骨質不佳，加上老年人的恢復能力較差，使得骨折癒合較慢，也有可能在恢復的過程中發生骨材鬆脫或是骨折癒合不良的情況，因而需要再次手術。

俗語說「傷筋動骨一百天」，年輕人的骨折也許只要 3 個月就能夠癒合恢復，但是老年人在骨折後的復原期，則是長得超乎想像。老年人的骨折除了癒合較慢，加上生理儲備普遍不足、肌力和體能不佳，在恢復期間休養過長、活動減少，更會加速退化和衰弱，可能需要長達數年時間的努力復健才能慢慢復原，有些甚至無法完全恢復到受傷前的狀況。

如果術後無法好好的配合復健以恢復活動能力，最後就會逐漸淪落到失能的境地，嚴重喪失生活自理能力而需要他人的長期照顧。所以老年人要慎防跌倒骨折，因為一旦骨折，不見得能完全的復原，還可能就此走向人生的終點。而要預防跌倒、骨折最有效的方法，就是要靠阻力訓練來提升肌力和骨質。

## 檢測骨質── DXA（雙能量 X 光吸收儀）

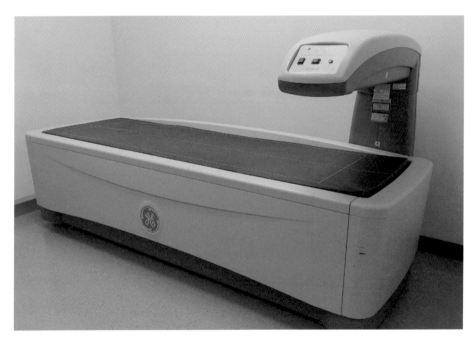

**圖 2-6** DXA 檢查的輻射劑量不高，大約不到照一張胸部 X 光的 10%。骨質密度的追蹤檢查，建議一般人每隔 2 年追蹤 1 次即可。

　　骨質疏鬆在嚴重到發生骨折之前，除了可能會發現自己逐漸駝背變矮之外，並不會有其他明顯的症狀。所以如果想知道自己有沒有骨質疏鬆症，應該要做什麼檢查呢？目前骨質疏鬆症的診斷，是以中軸型的雙能量 X 光吸收儀（DXA）測量腰椎或髖骨的骨質密度為黃金標準。如果因故無法測量腰椎或髖骨，則可以測量非慣用側前臂橈骨 ⅓ 處來取代。DXA 測量出骨骼中礦物質的密度後，會產生 T 值

(T-score）和 Z 值（Z-score）2 種數值。T 值是與年輕正常人的骨質平均值比較，計算有幾個標準差的差異。而 Z 值則是和同年齡正常人的骨質平均值比較，計算有幾個標準差的差異。

T 值的使用時機為停經後婦女或 50 歲以上男性，T 值大於或等於 -1.0 時為正常骨量，T 值介於 -1.0 至 -2.5 之間時為骨質缺乏，亦稱之為低骨量或低骨質密度，而 T 值小於或等於 -2.5 時，就可以診斷為骨質疏鬆症，如果有合併脆弱性骨折時，則稱為嚴重性骨質疏鬆症。當有低創傷性骨折或有任何一節脊椎椎體高度變形超過 20%，即使 T 值大於 -2.5，也可以診斷為骨質疏鬆症。Z 值的使用時機較少，停經前婦女或 50 歲以下男性有判讀需求時才會納入參考，當 Z 值等於或小於 -2.0 時，稱之為低於同齡預期值，當 Z 值大於 -2.0 時，稱之為介於同齡預期值。

## 脆弱性骨折

低於站立高度跌倒所引發的骨折（除臉骨、顱骨、指骨、趾骨以外），都屬於脆弱性骨折，不包括高強度撞擊的創傷性骨折，或高反覆活動的應力性骨折。

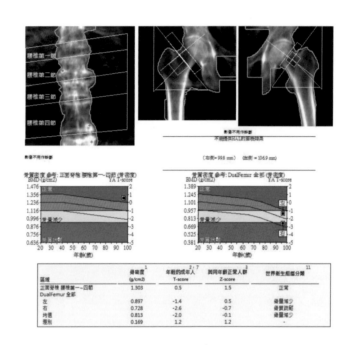

## 圖 2-7　DXA 檢查報告

DXA 檢查的部位包含腰椎和兩側髖部，檢查的報告包括 T 值和 Z 值，可以依此判斷骨質的狀況。此外，腰椎因為常有骨刺增生，測量時可能有骨質為正常的假像。

　　哪些人該建議接受骨質密度檢查呢？台灣目前根據中華民國骨質疏鬆症學會的建議如下：

1. 65 歲以上的婦女或 70 歲以上男性。
2. 65 歲以下且具有危險因子的停經婦女。
3. 即將停經並具有臨床骨折高危險因子的婦女，如體重過輕、先前曾經骨折、服用高骨折風險藥物。

4. 50-70 歲並具有骨折高危險因子的男性。

5. 脆弱性骨折者（指在低衝擊力下就發生骨折）。

6. 罹患可能導致低骨量或骨量流失之相關疾病者。

7. 所服用藥物和低骨量或骨量流失有相關者。

8. 任何被認為需要用藥物治療骨質疏鬆症者。

9. 接受治療中，用以監測治療效果者。

10. 有骨密度流失證據而可能接受治療者。

11. FRAX 骨折風險列為中度風險者。

DXA 檢查的輻射劑量很低，大約不到照一張胸部 X 光的 10%，但也不需要因為這樣就常常去檢查。骨質密度的追蹤檢查，一般人建議每隔 2 年追蹤 1 次即可，而有在使用藥物治療骨質疏鬆症的患者，因為藥物治療要 1 年以上才會有明顯的效果，所以持續藥物治療至少 1 年，最好 2 年，才需要再次進行 DXA 檢查來評估治療效果。

至於身體檢查時常見測量腳踝的定量超音波儀器（Quantitative Ultrasound, QUS），因為誤差範圍較大較不準確，只能當作骨質密度初步篩檢的工具。如果檢查的結果異常，還是建議再用 DXA 確認。最重要的是，檢查出有骨質疏鬆症表示骨折的風險增加，但是就算檢查結果正常，也不代表就沒有骨折的風險，所以另外可以使用骨折風險評估工具（FRAX）來估算骨折風險的高低。

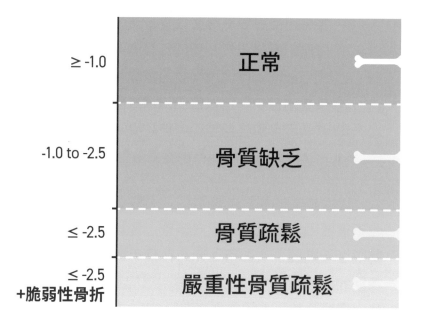

**圖 2-8** T 值大於或等於 -1.0 時為正常骨量，T 值介於 -1.0 及 -2.5 之間時為骨質缺乏，而 T 值小於或等於 -2.5 時，就可以診斷為骨質疏鬆症，如果有合併脆弱性骨折時則稱為嚴重性骨質疏鬆症。

## 骨折風險評估── FRAX（骨折風險評估工具）

之所以要測量骨質密度，除了想知道骨質的好壞，最重要的就是希望能夠預知骨折風險高低而加以預防，但是影響骨折的風險並不單單只有骨質密度，還要考量家族病史如父母是否曾經有髖骨骨折，個人因素和病史如年齡、性別、體重、身高、骨折病史、抽菸、喝酒、骨骼關節疾病、使用類固醇藥物等等。這時就可以使用國際骨質疏鬆症基金會（International Osteoporosis Foundation, IOF）及 WHO 所共同推動的「骨折風險評估工具」（Fracture Risk Assessment Tool, FRAX），在網站上輸入基本資料和危險因子，就能估算出未來 10 年骨質疏鬆症主要骨折風險（包含脊椎、前臂、髖部和肩部）以及髖部骨折風險。

如果評估結果顯示主要骨鬆性骨折風險＞ 10% 或髖部骨折風險＞ 1.5%，就屬於中度骨折風險，應該盡速就醫接受骨質密度檢查，進一步確認是否需要治療。而如果主要骨鬆性骨折風險＞ 20% 或髖部骨折風險＞ 3%，就屬於高度骨折風險，極可能已經有嚴重的骨質疏鬆症需要治療，否則骨折的風險非常高。另外，根據台灣流行病學與健保資料庫的研究資料，髖部骨折風險女性達 7%、男性達 6%，主要骨鬆性骨折風險女性達 15%、男性達 12.5%，就可以考慮藥物治療。

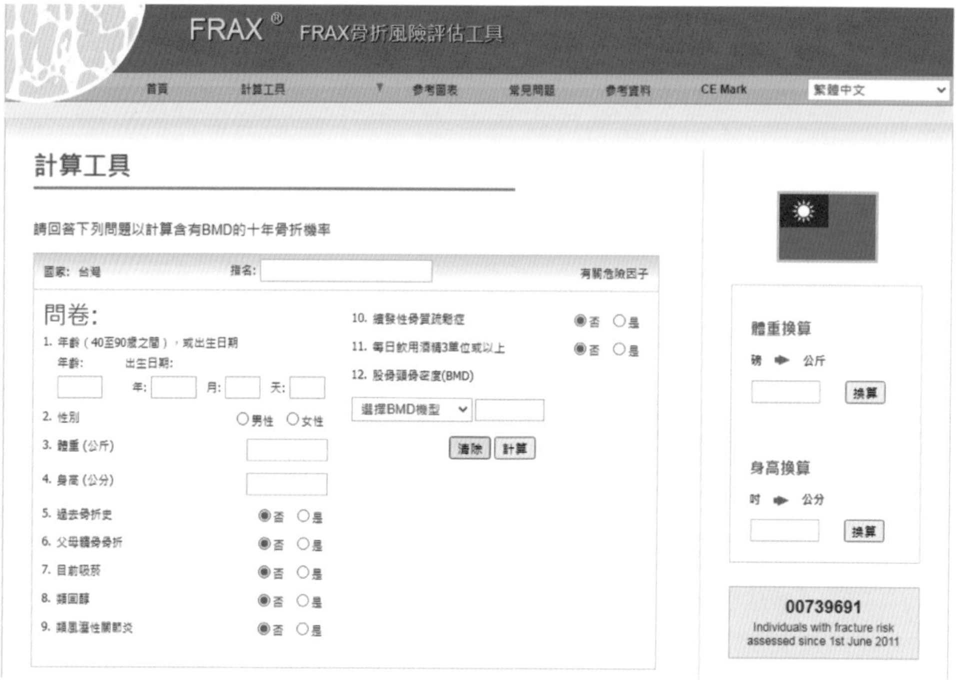

**圖 2-9** 骨折風險評估工具，在網路上就可以自我檢測。

參考資料和延伸閱讀 ────────────────────

**FRAX 骨折風險評估工具**
https://frax.shef.ac.uk/FRAX/tool.aspx?lang=cht

## 骨質疏鬆症的治療藥物

要能刺激肌肉和骨質的生長，必須要有足夠的活動和營養，尤其是有足夠強度刺激的阻力訓練。除此之外，骨質疏鬆症還能依靠藥物

來治療。治療骨質疏鬆症常用的藥物有雙磷酸鹽類和 RANKL 單株抗體，另外還有選擇性雌激素調節劑、副甲狀腺素和 SOST 單株抗體。

雙磷酸鹽類和 RANKL 單株抗體這 2 種藥物主要是抑制蝕骨細胞的作用以減少骨質的流失。雙磷酸鹽類藥物的種類比較多，有口服或針劑，而 RANKL 單株抗體目前就只有針劑一種。使用這 2 類的藥物雖然能增加骨質，但長期使用可能會有近端股骨非典型骨折和顎骨壞死的風險。

## 骨骼中的細胞分別負責什麼工作？

骨骼是一種高度動態的組織，會不停的分解和合成。骨骼中的細胞主要分為 4 種：蝕骨細胞（osteoclast）、造骨細胞（osteoblast）、骨細胞（osteocyte）和骨襯細胞（bone lining cell）。蝕骨細胞負責吸收舊的骨骼，造骨細胞負責生成新的骨骼，骨細胞則是重塑過程的力學感測器和協調者，而骨襯細胞的功能尚待進一步研究。正常的骨骼重塑對於力學適應和骨折癒合是很重要的，分解和合成之間的不平衡會導致多種骨骼疾病。

所謂的近端股骨非典型骨折，是發生在髖部股骨粗隆下的非創傷性骨折。這種骨折發生率很低，但會隨著長期使用而增加機率，使用雙磷酸鹽類或 RANKL 單株抗體的病人，如果在腹股溝和大腿附近出

現疼痛症狀時，就要特別注意。問題來了，為什麼使用治療骨質疏鬆症的藥物來改善骨質之後，反而會增加骨折的機會呢？因為骨骼是活的，需要靠蝕骨細胞的分解和造骨細胞的合成來維持新陳代謝，而這類藥物抑制了蝕骨細胞的作用，干擾了骨骼的修復和重塑，在應力處不斷累積微小裂痕，最後終於造成骨折，最常發生在髖部股骨粗隆下的位置。

顎骨壞死發生的機率也很低，主要的危險因子是本來就有牙科方面的問題、口腔衛生習慣不好和執行顎骨侵入性的牙科治療（例如拔牙、植牙、牙科手術等等）。所以在使用這類藥物前，必須先給牙科檢查是否有問題需要治療，並且養成良好的口腔衛生習慣和定期牙科追蹤。萬一在使用這類藥物期間需要進行牙科方面的侵入性治療，建議至少要停藥 3 個月，以減少顎骨壞死的風險。等牙科治療的傷口癒合後，才能再恢復用藥。至於非顎骨侵入性治療（例如洗牙、補牙、根管治療）則較沒影響，可以持續用藥。

近端股骨非典型骨折和顎骨壞死比較常發生在使用雙磷酸鹽類藥物的病患，所以一般建議雙磷酸鹽類藥物在使用 3-5 年後，如果不是骨折的高危險族群，可以考慮停藥。如果是骨折的高危險族群（曾發生低創傷性骨折、年長者、易跌倒者等等），則可以繼續用藥，或者是改用 RANKL 單株抗體。

另一種骨質疏鬆症的治療藥物是人工合成的副甲狀腺素，這種藥物能夠刺激造骨細胞的作用以增加骨質的合成。但是必須每天自行注

射，所以使用上較不方便，而且在動物試驗中觀察到會增加老鼠罹患骨肉瘤的機會，推測可能和治療的時間有關，所以目前為第二線用藥，並且建議不要使用超過 2 年。

近年還有一種新藥是 SOST 單株抗體，可以同時抑制蝕骨細胞的骨質吸收和刺激造骨細胞的骨質生成，達到治療骨質疏鬆症的效果。這種藥物需要每個月注射 1 次，但是在使用 12 個月後效果就會減弱，所以治療期間建議不超過 12 個月，停藥後可以改用其他藥物繼續治療。

骨質疏鬆症的治療藥物可以有效的增加骨質密度和減少骨折的風險，而且發生副作用的機率非常低，在考量效益和風險之下，還是建議使用這類藥物來治療骨質疏鬆症，並且必須長期且規律的使用，才能夠達到預期的效果。如果真的很害怕藥物的副作用，那就要注重活動和營養，加上適當的阻力訓練，建立強壯的肌力和骨質，減少因為跌倒而骨折機會，自然也就不需要依靠藥物。

參考資料和延伸閱讀

**2023 台灣成人骨質疏鬆症防治之共識及指引**
https://www.toa1997.org.tw/download/files/2023台灣成人骨質疏鬆症防治之共識及指引_20230726_確認版(含封面).pdf

**Biology of Bone Tissue: Structure, Function, and Factors That Influence Bone Cells**
https://www.ncbi.nlm.nih.gov/pmc/articles/PMC4515490/

**Exercise Prescription for Osteoporosis: Back to Basics**
https://journals.lww.com/acsm-essr/fulltext/2022/04000/exercise_prescription_for_osteoporosis__back_to.1.aspx

# 一生最重要的資產，早存早享受

對於沒錢的人，我們會說錢哪有在嫌多的，如果有人說錢夠用就好，那他一定賺不了什麼錢。對於沒肌力的人，我們會說肌力哪有在嫌多的，如果有人說肌力夠用就好，那他一定練不了什麼肌力。

對於賺到有點錢的人，除了繼續努力賺錢之外，我們會希望他能夠發展各種興趣，讓生活可以更加美好。對於練到有點肌力的人，除了繼續努力訓練肌力之外，我們會希望他能夠發展各種身體素質，讓身體可以更加健康。

對於拚命賺錢而沒有生活品質的人，我們會希望他能認清楚賺錢的目的，並不只是為了錢，而是為了更美好的生活。對於拚命加負荷而練得滿身傷痛的人，我們會希望他能認清楚阻力訓練的目的，並不只是為了負荷，而是為了更健康的身體。

有朋友嘗試過阻力訓練之後，覺得不想再繼續，問他說為什麼，他說覺得很累、不喜歡，想從事其他的運動就好。如果只是把阻力訓練當作是一般的運動，的確每個人都有自己的興趣嗜好，不能勉強。但是阻力訓練不是一般的運動，阻力訓練是一種保健、一種醫療，一種治療肌肉骨質流失和預防老化衰弱失能最有效的方法。

就像一般的慢性疾病，例如糖尿病、高血壓。初患病的人，並不覺得自己有什麼不舒服，只是檢查的數據有點異常，何必如此大費周

章的改變生活型態、增加活動、控制飲食、按時服藥？但是這種慢性疾病的可怕之處，在於併發症都是累積了幾十年之後才悶聲不響地慢慢發生，而且發現後都為時已晚。

糖尿病和高血壓沒有控制好，到後來可能需要洗腎、可能會失明、可能要截肢、可能會心臟病發、可能會腦中風癱瘓。這些慢性病患難道都沒有看過或聽過這些可能的嚴重後果嗎？當然有，但是大家總認為自己不會那麼倒楣，總認為等到真的出問題了再治療也不遲，更有人會很灑脫的說，人大不了一死。是的，人從出生就是面對死亡，但是死亡的過程和方式有很多種，而且最可憐和最可怕之處在於，有時候連求死的能力都沒有，最後只會拖累照顧的家人。死亡，有時候是一種仁慈。

肌力和骨質也是一樣，大家都認為自己現在沒病沒痛，日常生活能自理，活動能力還可以，何必如此費時費力的去做阻力訓練來維持。但是肌肉和骨質隨著老化一點一滴的在流失，等到因為肌少症而衰弱失能，因為骨質疏鬆症而跌倒骨折，一樣為時已晚，不但可能無法完全恢復，甚至可能從此一病不起。

阻力訓練不只是一種興趣、一種嗜好，更是一種保健、一種責任。不是依照你的喜好來選擇要不要阻力訓練，而是阻力訓練讓你可以有能力去選擇更多的喜好。

# 認識疼痛

## 肌肉骨骼退化造成的疼痛

老化是正常的生理過程而不是疾病，身體器官功能常常會伴隨著年齡增加而退化，肌肉、骨骼、神經系統也不例外。除了行動逐漸變得緩慢，動作逐漸虛弱無力，也容易會有筋骨痠痛和勞損受傷的情況發生。以往的觀念總是認為，老了累了就要多休息，會痛就不要再多動，這樣往往只能得到症狀的一時緩解，不久總是屢屢復發，而且每下愈況。然後就會四處就醫尋求靈丹妙藥，冀望能夠找到快速有效、一勞永逸的解方。

老化就一定會有這些肌肉骨骼的疼痛問題嗎？其實並不盡然，不只是老年人，許多年輕人還沒有退化的問題，就有慢性疼痛的困擾，

而有些老年人，雖然影像檢查顯示出嚴重的骨骼關節退化，但可能只有些許尚可忍受的疼痛，或甚至完全沒有症狀，依然能夠活動自如，日常生活絲毫不受影響。所以影像檢查上出現的異常，並不見得是造成疼痛的病因，不過人總是相信眼見為憑，對於明顯可見的異常之處，往往就會先入為主地認為是問題的根源，而且想方設法欲除之而後快。

疼痛的原因，常常是因為不佳的姿勢、不良的動作和不足的肌力所造成的，所以不是老化就一定會疼痛，靠休息、吃藥、復健、甚至開刀，症狀也許會有暫時的改善，但常常會反覆發作無法根治。維持正確的姿勢，避免不良的動作模式，再加上適當的阻力訓練來強化肌力和組織耐受度，才是預防和治療慢性疼痛的根本方法。生理的疼痛會帶來心理的恐懼，而心理的恐懼會惡化生理的疼痛，只有打破這個惡性循環，才能解決慢性疼痛的問題。阻力訓練不但能讓身體變強壯，也能讓心理更有自信，更能接受生活中的挑戰。

## 組織受傷疼痛的原因

筋骨痠痛的病患最常見的疑問就是：「我明明沒做什麼特別的事情，為什麼會疼痛？」是的，就是因為沒做什麼特別的事情，你的動作太反覆、太持續了，這樣也會造成疼痛。為什麼會這樣？要從組織為什麼會受傷開始說起。一般而言，當應力超過組織的耐受度時，就會造成組織傷害而產生疼痛，這又分成幾種類型。

第一種，是一次突然而巨大的外力，直接超過組織的耐受度而造成受傷疼痛，例如跌倒、車禍等等，也是大家最容易注意到的，但反而不是最常見。

第二種，則是反覆的動作造成承受應力的組織產生潛變（creep），潛變就是組織的微小損傷，會逐漸降低組織的耐受度，而使得組織產生結構性疲乏。在這種情況下雖然應力沒有增加，但是當組織耐受度逐漸降低，直到低於平常所習慣承受的應力時，就會產生組織傷害。例如搬運工、棒球投手等等。

第三種和第二種類似，固定持續的動作也會造成組織的潛變而降低耐受度。例如久坐辦公、長時間彎腰或舉手過頭工作等等。

後兩種造成組織傷害的原因其實比較常見，但往往讓人莫名其妙，為什麼沒做什麼特別的動作，或只是彎個腰、舉個手而已就突然痛了起來。這是因為平常反覆、持續的動作已經在不知不覺中造成組織潛變，降低了組織承受應力的耐受度，自然再加上些微的應力就會使得組織受傷而產生疼痛。這就是為什麼平常要注意姿勢，盡量避免過度反覆、持續的動作，保持組織的耐受度，才不會常常被筋骨痠痛所困擾。

此外，組織耐受度也可以經由訓練提升，重點是訓練後要有足夠的休息，讓組織經過超負荷之後能有超補償的機會，這樣才能使得組織越來越強壯，組織耐受度越來越好。

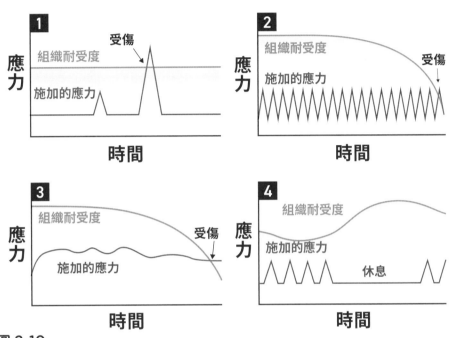

圖 2-10

1. 一次突然而巨大的外力,直接超過組織的耐受度而造成受傷疼痛。

2. 反覆的動作造成承受應力的組織產生潛變,會逐漸降低組織的耐受度,直到低於平常所承受的應力時,就會產生組織傷害。

3. 固定持續的動作也會造成組織的潛變而降低耐受度。

4. 組織耐受度可以經由訓練提升,讓組織在超負荷之後有足夠的休息產生超補償,組織就會越來越強壯,耐受度越來越好。

參考資料和延伸閱讀

**Understanding the Four Most Common Workplace Injuries**
https://www.amequity.com/longshore-insider/article/understanding-the-four-most-common-workplace-injuries

**Tissue Adaptation to Physical Stress: A Proposed "Physical Stress Theory" to Guide Physical Therapist Practice, Education, and Research**
https://academic.oup.com/ptj/article/82/4/383/2837004

## 姿勢好壞和組織受傷疼痛

什麼是「良好」的姿勢和動作？一般而言，能讓組織承受最少最平均的應力，最有效率最節省能量而不會受傷的姿勢和動作，就是良好的姿勢和動作。例如我們要維持脊椎中立、核心穩定，就是希望能夠在搬起重物時，不會造成下背拉傷或椎間盤突出。而在蹲下時，要盡量用髖關節主導、膝關節不要內夾，就是希望不會造成膝關節發炎或軟骨磨損。

但一定有人會說，我平時的姿勢、動作都很隨意，沒有去特別注意，也沒出現什麼問題。也有人會說，我平時的姿勢、動作都很小心，但是為什麼老是筋骨受傷，這裡痠那裡痛？其實不良的姿勢和動作並不一定會馬上受傷疼痛，而良好的姿勢和動作也不保證就一定不會受傷疼痛。

組織受傷的原因，除了突然巨大的外力所造成的損傷，其實比較常見的是過度反覆的動作和過長時間的固定姿勢，使得組織產生潛變，降低了組織對於應力的耐受度，最後終於導致了受傷疼痛。所以不良的姿勢和動作，如果反覆的次數還不夠多或是持續的時間還不夠久，自然就不會立即的造成組織受傷而疼痛。

但是另一方面，就算能夠維持良好的姿勢和動作，只要是過度反覆的動作和過長時間的固定姿勢，還是會逐漸降低組織對於應力的耐受度，終究會造成組織的損傷。所以良好的姿勢和動作，只是延長了

耐受的時間，減少了組織受傷的可能。更甚者，有人為了刻意保持良好的姿勢，反而造成肌肉過度緊繃，為了隨時控制良好的動作，反而造成關節過度僵硬，適得其反。再怎麼良好的姿勢和動作，只要反覆過多、時間過久，都會變成不良的姿勢和動作。所以，除了要能輕鬆自在的維持良好的姿勢和動作，不要過度的緊繃和僵硬，也要能經常的變換姿勢和動作，才能避免組織受傷疼痛。

不過，生活總是不能盡如人意，工作或是在日常中總有些時候就是沒有辦法維持良好的姿勢和動作。例如要從地上抬起重物，雖然知道要減少軀幹彎曲，讓重物靠近身體以減少脊椎承受的應力，但是由於重物的體積、形狀，或是場地的高低、寬窄等等限制，有時就只能以不良的姿勢和動作來抬起重物。面對這種不得不的「違常」姿勢和動作，首先要有意識，要知道自己是處在什麼樣的姿勢和動作，並且要能夠主動的加以控制，而不是肌肉放鬆的任由軟骨、韌帶等等的被動組織來承受應力，如此才能減少組織過度承受應力而造成損傷的風險。最好的方式就是平日能夠加以訓練，提升組織對於應力的耐受度，讓組織不容易受傷。

## 影像檢查和疼痛

疼痛病患最常見的要求就是要做一些影像檢查，比較初步的例如X光或超音波，而比較進階的會要求電腦斷層或核磁共振，總覺得有這些儀器檢查，才是真的「檢查」到，才能真的查到病因。其實就醫

時最重要的是醫師的問診和身體檢查，也就是詢問病史、病況，以及檢查身體有哪些部位疼痛和異常。影像檢查通常是用來確認醫師的初步診斷，而不是亂槍打鳥的到處亂照，就期待能夠發現真正的問題。例如在外傷的狀況下，醫師會先詢問疼痛的部位，受傷的機轉，檢查看看是否有腫脹瘀青、歪曲變形的狀況，如果在檢查後懷疑有骨折，才會安排照 X 光來確認。

對於一般肌肉骨骼的疼痛，包括最常見的下背痛，如果沒有特別懷疑的問題，也就是俗稱的「紅色警戒」（red flag），並不見得需要急著做這些影像檢查。但是以台灣醫療的方便和便宜，初步安排 X 光或超音波檢查來避免腫瘤、感染、骨折等等少見但嚴重的疾病也無可厚非，畢竟國情民風、醫療資源不同，不能老是對國外的醫療指引照單全收，這樣才能保障病人也保護醫師（反串要注明）。

但是對於絕大多數的疼痛病人，影像檢查通常並不會影響到治療的決策和結果，例如身體檢查後認為是坐骨神經痛，初步決定先保守治療，也就是靠止痛藥和物理治療來減緩症狀，那麼照核磁共振來確認神經被壓迫的位置就不是那麼重要，反正不管哪條神經被壓迫到，治療的方法都相同。

至於什麼時候該做進一步的影像檢查？當治療的效果不佳或是症狀持續惡化時，就必須要做核磁共振檢查，以確認神經被壓迫的位置和評估是否需要進一步的手術治療。

　　更何況影像檢查所看到的問題，並不一定真的是和疼痛相關的病灶。例如下背痛，X 光可能會看到脊椎退化、滑脫、側彎，核磁共振可能會看到椎間盤退化、突出、神經壓迫等等令人擔心害怕的影像。但是這些看似嚴重的影像變化，並不見得是造成疼痛的原因，因為很多人也有類似的影像變化，但卻沒有疼痛。過度強調影像上的異常變化，除了會造成病患過於擔心的負面影響，甚至可能會讓醫師產生錯誤的判斷，而做出不正確的醫療決策。例如開了不需要開的刀，開完刀後病人不但沒有改善症狀，反而還可能會加劇。

　　人的想法總是很直覺的，直接看到最明顯的影像變化，就會認定是造成疼痛的原因，期望針對那個疑似的問題點去治療，就能夠一勞永逸的根本解決問題。但是造成疼痛的真正原因，往往不是那麼的簡單，尤其是慢性疼痛，牽涉到生理、心理、社會等等多個面向，有時候甚至沒有明顯的病灶，卻依然會有嚴重而無法根治的疼痛。這時就有賴醫師的問診和身體檢查來抽絲剝繭，才能找出最有可能的病因。

　　而且不管是用什麼治療方法，不管有沒有手術，慢性疼痛還是有其生物力學和組織病理學上的成因，常常是與不良的姿勢和動作，以及過度的負荷相關。這裡的負荷指的是相對負荷，也就是相對於組織耐受度的負荷，組織的耐受度如果較為不足，所能承受的負荷自然就較低，也就較容易過度負荷。所以除了用被動治療緩解當下的疼痛，主動訓練出良好的姿勢、動作和組織耐受度，讓強壯的身體建立起自信的心理，才能避免反覆、持續的慢性疼痛。

參考資料和延伸閱讀

Clinical practice guidelines for the management of non-specific low back pain in primary care: an updated overview
https://link.springer.com/article/10.1007/s00586-018-5673-2

A Rational Approach: Who to Image, How to Treat, and More!
https://thecurbsiders.com/internal-medicine-podcast/368-back-pain-update-withdr-austin-baraki

Do not routinely offer imaging for uncomplicated low back pain
https://www.bmj.com/content/372/bmj.n291

# 疼痛的分期

根據國際疼痛研究協會（International Association for the Study of Pain），疼痛被定義為與可能或確認的組織損傷相關的不愉快感受（感覺和 / 或情緒）。而疼痛可以依據病因、機制、位置、程度，以及持續時間的長短來分類，以持續的時間來分期，在幾個星期內的為急性疼痛，持續超過 3 個月以上的為慢性疼痛，而介於中間就為亞急性疼痛。

## 急性疼痛

急性疼痛讓我們可以遠離有害的外界刺激，以及在組織受傷時能加以保護。然而一旦演變為慢性疼痛，反而會導致一連串的後遺症。疼痛可能會產生中樞神經敏感化，也就是神經系統放大了刺激訊號，因而引起過度過久的疼痛反應。

　　在肌肉骨骼系統，急性疼痛通常是創傷、疾病或發炎所造成，疼痛的程度通常和組織受傷的嚴重度相關，例如扭傷或骨折就會引起疼痛。組織受傷後刺激到痛覺受器，經由神經將這些訊息傳遞到大腦而產生疼痛的感覺，這是一種人體的自我保護機制。急性疼痛通常會隨著組織癒合而逐漸減輕，因為持續時間較短、病灶較明確，牽涉的心理因素較為單純，所以比較容易藉由止痛藥或其他的介入治療來改善，而且鼓勵盡早開始適度活動，有助於疼痛的減輕和受傷的復原。

## 慢性疼痛

　　而超過 3 個月以上的慢性疼痛就較為複雜。慢性疼痛通常沒有明顯的病灶，或是疼痛的程度和病灶的嚴重度不相符。慢性疼痛的原因常常不止是組織受傷所引起，可能包含了生理、心理、社會等等多個面向，通常單靠藥物或介入治療的效果就不是那麼顯著。慢性疼痛除了造成生理上的不適，也會嚴重影響到精神、情緒、睡眠，甚至社交、工作，這些因素又會形成交互影響的惡性循環。

　　常見肌肉骨骼系統的慢性疼痛，可能是由急性疼痛轉變而來，在急性疼痛時沒有好好的治療控制，因而在心理上產生負面的影響，如此再回饋到生理上，就會造成慢性疼痛。另外，長期的姿勢不良、動作不佳、肌力不足，也可能會引起反覆的筋骨痠痛，最後演變成為慢性疼痛。一旦變成了慢性疼痛，會比急性疼痛更難以處理，而且會對生活產生嚴重的影響。

　　門診常見到有些病患，一開始感覺到肌肉骨骼關節的疼痛症狀，總是拚命忍。就算來看診，但是因為害怕止痛藥可能的副作用，所以也不敢吃，醫師建議的復健治療也無法配合，最後不但持續疼痛，而且越痛越不敢動，最後影響到活動能力，造成生活的不便，變成了難以治療的慢性疼痛。其實不用太過排斥服用止痛藥，除了少數特別的身體狀況，否則短期使用止痛藥並不會造成嚴重的副作用，而且除了止痛藥，醫師還可以使用注射、儀器等等治療方式來幫助減輕疼痛。

　　慢性疼痛是多重機制的，因此要能夠控制慢性疼痛，通常也需要結合跨科別的醫療團隊和多種的治療方法。而疼痛減輕之後，就要開始主動的治療方式，要能夠自己注意姿勢，養成良好的動作模式，維持關節的活動度，最後是訓練強健的筋骨。這樣主動的治療方式，除了在生理上能夠讓組織變得強壯，不會因為容易反覆受傷而持續疼痛，在心理上也能讓病患建立信心，建立越動則越恢復越好的正向回饋，打破越痛越不敢動、越不敢動則越痛的惡性循環，如此才能有效解決骨骼關節肌肉的慢性疼痛問題。

### 參考資料和延伸閱讀

**CHANGE PAIN®**
https://www.changepain.com/home-hcp

**What Is New in Classification, Diagnosis and Management of Chronic Musculoskeletal Pain: A Narrative Review**
https://www.frontiersin.org/articles/10.3389/fpain.2022.937004/full

**Exercise and Activity in Pain Management**
https://www.physio-pedia.com/Exercise_and_Activity_in_Pain_Management

**Physical activity and exercise for chronic pain in adults: an overview of Cochrane Reviews**
https://www.ncbi.nlm.nih.gov/pmc/articles/PMC5461882/

# 止痛藥物

遇到疼痛問題時，難免會需要使用止痛藥，止痛藥主要分成三類，另外還有抗癲癇和抗憂鬱藥物在某些病況也可以用於止痛。

第一類是乙醯胺酚（acetaminophen），也就是大家耳熟能詳的「普拿疼」。乙醯胺酚確切的作用機制仍不清楚，目前認為主要是影響中樞神經系統，提高疼痛閾值而產生止痛作用，但只有微弱的抗發炎效果，故不歸類在非類固醇消炎藥物（Non-Steroid Anti-Inflammatory Drugs, NSAIDs），也不似 NSAIDs 可能會造成腸胃道、腎臟、心血管方面的副作用。除了止痛，乙醯胺酚也有解熱（退燒）效果，看似安全好用，但是具有肝毒性，大量服用可能造成肝衰竭。

第二類是非類固醇消炎藥物（NSAIDs），具有消炎、止痛、解熱的效果，這類藥物的種類非常的多，止痛效果也比乙醯胺酚好，幾乎是最常使用的止痛藥，也可以和乙醯胺酚一起使用來達到加強止痛的效果。NSAIDs 一般的副作用，包括腸胃道的不適，甚至會造成胃潰瘍、胃出血、胃穿孔，長期使用可能會影響到腎功能。有較新一代的 NSAIDs 可以少腸胃道的副作用，但是對於有心血管疾病的人，可能會增加心肌梗塞和腦中風的風險。

第三類是鴉片類止痛藥（opioids），具有嗎啡作用的化學物質，主要是作用於中樞神經系統的強效鎮痛，可能會產生耐受性和成癮性，大量使用會抑制心血管和呼吸系統，所以需要小心監控。這類屬

於管制藥物，而且在運動競賽中多列為禁藥，所以在賽前應該要避免
使用。

參考資料和延伸閱讀 ——————————————————

**Pain Management Medications**
https://www.ncbi.nlm.nih.gov/books/NBK560692/

## 受傷後該不該使用止痛藥和冰敷

　　英國運動醫學雜誌（British Journal of Sports Medicine, BJSM）
在 2019 年針對肌肉骨骼系統傷害後的急性處理，從 RICE（休息、
冰敷、加壓、抬高）改成了 PEACE & LOVE 原則，也就是保護
（Protect）、抬高（Elevation）、避免使用消炎止痛藥（Avoid anti-
inflammatories）、加壓（Compression）、衛教（Education），
以及適當負荷（Load）、良好心態（Optimism）、促進血液循環
（Vascularisation）、恢復活動（Exercise）。這個原則建議避免使用
止痛藥和移除了冰敷，因為認為止痛藥和冰敷可能會妨礙後續的組織
恢復，這讓很多人視止痛藥和冰敷為洪水猛獸，認為受傷後使用止痛
藥和冰敷是絕對禁忌。

　　對於使用止痛藥，大家比較擔心的是 NSAIDs 會不會對於肌肉、
骨骼、或其他的組織造成不良的影響？以往認為，組織受傷後所引起
發炎反應，是促進組織修復的必要過程，既然 NSAIDs 具有消炎作用，
會不會在消炎後反而阻礙了組織的修復和增生？現在的研究還沒有一

致的結論。的確有研究顯示，NSAIDs 會抑制體內的發炎反應，可能會造成骨折的癒合不良、延緩組織修復的時間和減少訓練後肌肉的生長。但也有研究顯示，在短期少量使用 NSAIDs 的情況下，並不會造成明顯的負面影響。更有研究顯示，老化會造成全身慢性發炎反應，而服用 NSAIDs 可以降低全身慢性發炎反應所導致的蛋白質合成阻抗，可能有助於阻力訓練後增加肌力和肌肉量的效果。

　　至於該不該吃止痛藥呢？個人的建議是，如果疼痛已經影響到日常生活，服用止痛藥是合理的使用。例如因為運動後的延遲性肌肉痠痛而晚上睡不好，或是扭到腳痛到走路都很困難，吃些止痛藥是適當的。止痛藥在正確合理的使用下，可以有減緩不適、促進恢復的效果。但是如果長期，甚至是習慣性的使用止痛藥，才能達到持續活動、訓練、或比賽的目的，那就不太恰當。畢竟疼痛是身體的警訊，代表組織可能已經超過耐受度而受傷了，靠吃止痛藥減少疼痛而不去找出疼痛的原因，長期來看可能會造成更嚴重的後果。畢竟組織的修復需要一定的時間，而慢性疼痛光靠止痛藥更是效果有限。吃止痛藥只會讓你比較不痛，並不會讓你比較快好，止痛後要開始適度的恢復活動、復健、訓練，才能根本治療疼痛，而不是長期的濫用和依賴止痛藥。

　　至於冰敷，是 Dr. Gabe Mirkin 在 1978 年提出組織受傷後的處理方法──RICE（Rest 休息、Ice 冰敷、Compression 加壓、Elevation 抬高），成為運動傷害的黃金處理標準。但他在 2014 年提出了修正，認為過長的冰敷和休息反而對組織的修復是有害的。

　　組織受傷後，需要適度的發炎反應來修復，冰敷雖然可以減輕腫脹和疼痛，但也減少了血流供應和發炎反應，可能會減緩組織的修復。所以如果需要用冰敷來減輕疼痛，應該在受傷後馬上進行，最遲不要超過受傷後 6 個小時。受傷後如果經過診療確認，沒有結構性的損傷需要進一步的處理，或是沒有絕對的禁止活動和負重，就可以盡早在有點不舒服但又不會太疼痛的範圍內，慢慢地恢復活動和負重，這樣可以促進恢復。但是也不要操之過急，休息過長會延緩恢復，但在恢復期活動過度，也容易造成更嚴重的傷害。

　　對於要不要冰敷？該冰敷多久？其實都還有爭議。雖然 Dr. Gabe Mirkin 建議不要在超過受傷 6 個小時後冰敷，但還是要根據實際狀況來調整，臨床實務上對於骨折、韌帶斷裂、肌肉撕裂和手術後等等較嚴重的狀況，會視每個病患紅腫熱痛的程度來調整冰敷的時間。也有研究顯示，適度的冰敷，可以減少患處的過度發炎、疼痛和腫脹，進而促進組織的癒合。

## 參考資料和延伸閱讀

**Soft tissue injuries simply need PEACE & LOVE**
https://blogs.bmj.com/bjsm/2019/04/26/soft-tissue-injuries-simply-need-peace-love/

**Why Ice Delays Recovery**
https://www.drmirkin.com/fitness/why-ice-delays-recovery.html

**Effect of NSAIDs on Recovery From Acute Skeletal Muscle Injury: A Systematic Review and Meta-analysis**
https://journals.sagepub.com/doi/abs/10.1177/0363546517697957

**Age-associated inflammation and implications for skeletal muscle responses to exercise**
https://www.sciencedirect.com/science/article/pii/S0531556523000980

**Orthopaedic Application of Cryotherapy**
https://pubmed.ncbi.nlm.nih.gov/33512971/

# 組織受傷恢復的分期

當意外傷害發生時，大家最關心的問題之一就是「要多久才能復原？」我們自然希望能夠盡快的恢復到正常。但是我們無法控制受傷和恢復的許多變數，例如受傷的組織、受傷的程度和恢復的能力。但是我們可以加強對於組織癒合的理解，來最佳化癒合時間以避免恢復延緩。

組織受傷後的恢復可分為急性發炎期、細胞增生期和重塑期，這3個分期可以視為是連續的過程，互有重疊的範圍。其中急性發炎期約數天，細胞增生期約數星期，而重塑期約數個月至數年，這只是概略的時間，會因為不同的組織和不同的受傷嚴重度而有所差別。

**急性發炎期**：是受傷後組織癒合過程的第一階段，組織出血、血管擴張和發炎反應會引起局部紅、腫、熱、痛的症狀，發炎反應有助於清除壞死組織和促進組織癒合。在這個階段，適度的使用冰敷和消炎止痛藥可以減輕不適，也不會妨礙到恢復。

**細胞增生期**：這個階段發炎反應開始逐漸消退，纖維細胞在受損組織的周圍產生膠原蛋白來修復。新的膠原纖維以雜亂無章的方式排列，比起正常組織較為脆弱，所以無法承受正常的應力。在這個階段疼痛已經開始減輕，所以可以及早開始適度的活動，這樣有助於膠原纖維的重新排列和促進組織的復原。

　　**重塑期**：組織癒合的最後階段，在這些階段要逐漸對身體施加適當的應力，讓膠原纖維可以排列得和正常組織一樣，組織就可以慢慢的恢復到原本的強度和功能。

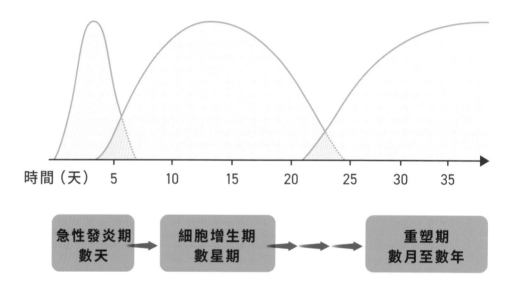

**圖 2-11**　組織受傷後的恢復可分為急性發炎期約數天，細胞增生期約數星期，重塑期約數個月至數年，這只是約略的時間，會因為不同的組織和不同的受傷嚴重度而有所差別。

參考資料和延伸閱讀 ───────────────────────

**Soft Tissue Repair and Healing Review**
https://www.studocu.com/en-us/document/st-marys-university-texas/human-anatomy-physiology/tissue-repair-2012/2691156

# 傷後要怎麼活動？

適度活動不但可以促進受傷的組織修復，還能經由調節神經和免疫系統來減緩疼痛，降低大腦對於疼痛的敏感性，對於傷後復原的人來說，是自體的天然止痛藥。主要是因為身體活動時，大腦會釋放具有止痛作用的內源性嗎啡物質，身體也會啟動抗炎作用，減少發炎反應從而緩解症狀。

所以受傷之後，要根據恢復的狀況盡早開始活動，如此才可以增加修復組織的強度，促進本體感覺和動作控制的復原。不過，在受傷後，就算是相類似的嚴重程度和治療方式，每個人恢復的速度也常常天差地遠，這其中最大的差異就是什麼時候開始活動。

一般訓練時必須要能夠遵守無痛原則，也就是可以有肌肉、韌帶稍微受到牽扯的緊繃感或是訓練後的痠痛感，但是不能有急劇而尖銳的疼痛，因為這可能代表著組織受傷，所以要加以避免。但是對於組織受傷後的活動，很難完全遵循無痛原則，但是可以依照以下 3 點來自我評估是否適當：

1. **活動時不能太痛，稍微有點不適感可以接受，但不能到必須強忍疼痛的程度。**
2. **在活動結束後，疼痛就會逐漸減輕，不會持續太久，最多不超過 24 小時。**
3. **就長期恢復的趨勢來看，疼痛的症狀要有逐漸改善。**

　　而且不光是要盡早開始活動，最好能再加上適當的負荷，同時配合充分的休息間隔，如此才能達到促進受傷組織修復最好的效果。而一般復健的運動治療，常常最缺乏的就是漸進式超負荷，沒有隨著恢復的過程逐漸的增加強度，自然會覺得越做越沒效果。要特別注意的是，在還未完全復原的期間，組織強度並不如正常狀態，所以在活動強度和活動量的選擇和操作上必須多加留意，最好能有醫療專業人員的評估、安排和監控，以免操之過急，適得其反。

### 參考資料和延伸閱讀

**Effect of resistance exercise dose components for tendinopathy management: a systematic review with meta-analysis**
https://bjsm.bmj.com/content/early/2023/05/10/bjsports-2022-105754

**Does aerobic exercise effect pain sensitisation in individuals with musculoskeletal pain? A systematic review**
https://bmcmusculoskeletdisord.biomedcentral.com/articles/10.1186/s12891-022-05047-9

**Influence of routine exercise on the peripheral immune system to prevent and alleviate pain**
https://www.sciencedirect.com/science/article/pii/S2452073X23000132

## 日常疼痛時的活動方法

　　除了明顯組織傷害所造成的疼痛，在日常中難免也會遇到一些不知道怎麼發生的疼痛問題。尤其是中老年人，因為隨著年紀所伴隨的關節退化和肌力減退，再加上長年累積的姿勢和動作不良，幾乎讓疼痛變成是生活的一部分。但是痛歸痛，有人痛起來是動也不敢動，但是越不動就越虛弱越痛，有的人則是忍痛繼續維持適度活動，漸漸的就越動越好越不痛。

　　身體活動可以有增進心肺適能、強化肌力和骨質、改善慢性疾病等等好處。但對於個人來說，可以維持活動自主和生活品質，不需要他人協助能就做想做的事情，就是最大的好處。但有時疼痛會讓人不敢動，甚至連日常活動都有困難，導致除了原本的疼痛之外，更因為缺乏身體活動而百病叢生、加速老化。其實就算是身處在疼痛的狀況之下，還是可以漸漸的開始恢復活動。

　　首先，活動之前先請專業的醫療人員評估能否能夠安全的活動，是否有什麼禁忌動作要加以注意或避免。除了很少數的病況完全不能動之外，正確且適度的身體活動對於解除疼痛方面，不僅安全，也有極大的幫助。疼痛是人體的警報器，是警告人體遠離危險的防衛機制，但是「疼痛」不見得等於「受傷」，尤其是慢性疼痛會讓身體對於疼痛過度敏感，因而對疼痛的部位過度保護。不去活動，有時反而會讓疼痛更加嚴重，不利於疼痛的改善和恢復，適度的身體活動可以促進恢復和維持功能。

　　可以選擇由方便、喜歡的身體活動開始，不一定要是特定的運動或是去健身房，可以是一般日常生活中的活動，例如散步、騎自行車、跳舞、園藝等等。只要能克服不敢動的恐懼，開始養成活動習慣並且能夠持續，就可以慢慢的增加活動。但也不要操之過急，要有足夠的休息，身體才能恢復和適應。至於活動時的疼痛要怎麼辦？以活動時不會太痛，而且活動結束後就會改善為原則，嘗試找出適當的活動量和活動強度。

　　當活動幾個星期之後，已經習慣疼痛不再是那麼的令人害怕，而且疼痛也沒有變得更嚴重，就可以嘗試離開舒適圈，逐漸增加活動強度和活動量，讓身體進入「超負荷超補償」的訓練階段。在這個階段，就可以從越不敢動反而越痛的惡性循環，進入越練越強壯越不痛的正向循環。

參考資料和延伸閱讀 ─────────────────

**EXERCISING WHEN IT HURTS**
https://trustme-ed.com/blog/exercising-when-it-hurts

## 交叉效應，有助於維持受傷部位的肌力

　　遇到傷病或是疼痛問題的時候，許多人就會非常的擔心在意，甚至認為要完全休息不要亂動才會好得比較快，但是其實適度的活動有助減輕疼痛和促進受傷組織修復，所以不要完全的停止身體活動和運動訓練，可以選擇合適的動作和強度繼續訓練，也就是所謂的「降階訓練」。不但如此，就算受傷的部位真的完全無法活動，訓練其他沒有受傷的肢體對於受傷的肢體也會產生效果。

　　這種效果稱之為「交叉效應」（crossover effect），指的是某一肌群在活動後（通常是阻力訓練），會立即或長期的影響到另一完全不相關的肌群。例如在單側上肢或下肢的阻力訓練後，對側肢體的肌力也會隨著進步，確切的機制目前仍未完全了解，但是增進肌群間的協調能力可能是主要因素，另外也可能是因為增加了高閾值運動單位

的徵召能力。更重要的是，交叉效應的肌力進步不只是發生在對側肢體，還可能發生在更遠處的肌群。例如在單側下肢訓練後，也可以發覺到上肢肌力的進步。

　　所以受傷時千萬不要完全停止訓練，找出不會痛的動作或還可以活動的部位繼續訓練，不但可以透過交叉效應來減少受傷部位的肌力減退，持續活動還能促進恢復和維持身體健康，避免更進一步的退化和失能。

參考資料和延伸閱讀 ────────────

**Crossover effects**
https://www.patreon.com/posts/crossover-56941814

**cross effect**
https://www.instagram.com/p/CkDHqsuOMQa/

## 身體活動促進組織恢復的原理

　　既然知道適度的身體活動對於大多數的肌肉骨骼傷病都有益處，但是在組織層級，身體活動是如何促進肌腱、肌肉、軟骨和骨骼這些組織的修復和重塑？身體會將力學負荷轉換成細胞反應，以促進結構的改變，這稱為「力學轉導」（mechanotransduction）。最典型的例子就是骨骼會因應負荷而產生適應變化，改變骨骼的形狀和結構，這種作用又稱為「力學調控」（mechanostat）。在適當的負荷下，小而脆弱的骨骼就會長成大而強壯的骨骼，這個過程就是力學轉導。

## 力學轉導是什麼？

力學轉導分成 3 個步驟：

1. 力學耦聯（mechanocoupling）
2. 細胞間溝通（cell-cell communication）
3. 作用細胞反應（effector cell response）

力學耦聯指的是應力（通常是剪力或壓力）對構成組織的細胞造成擾動，再被轉化成細胞內和細胞間的各種信號。例如每走一步阿基里斯腱都要承受應力，所以構成肌腱的細胞也要承受張力和剪力。這些力量會造成細胞的變形，最後根據應力的類型、強度和持續時間可以觸發各種反應。接著，受到刺激的細胞會經由細胞間的溝通，讓遠處的細胞也能接收到新的信號，即使這個在遠處的細胞並沒有接受到力學刺激。最後，作用細胞會因應外在應力所產生的信號，刺激細胞內的蛋白質合成，這些蛋白質再被分泌、整合到細胞外基質，造成基質的重塑。

力學轉導就如同呼吸和循環，是人體內持續不斷進行的生理作用。**缺乏活動會讓力學轉導的訊號變得微弱，因此結締組織就會流失**（例如骨質疏鬆）。而當應力超過組織的設定點（強度閾值）時，經由力學轉導的刺激，身體就會增加蛋白質的合成以強化組織。

　　力學轉導的臨床應用又被稱為力學療法（mechanotherapy），也就是治療性運動利用應力（負荷）的刺激來促進肌腱、肌肉、軟骨和骨骼這些受傷組織的修復和重塑。所以現在不會建議在受傷後完全休息不動，反而是盡早開始適度的活動有助於減緩疼痛和促進恢復，也才能有更好的預後。

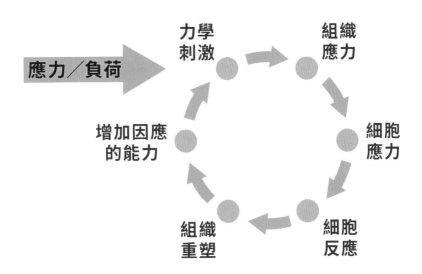

圖 2-12　肌肉骨骼系統在接受外來的應力刺激之後，會經由細胞反應來產生組織重塑，強化組織的結構，可以因應之後更大的應力。這種力學轉導的機制，是肌肉骨骼傷病恢復和運動訓練向上適應的基礎。

參考資料和延伸閱讀

Mechanotherapy: how physical therapists' prescription of exercise promotes tissue repair
https://bjsm.bmj.com/content/43/4/247

# 認識疼痛的診斷、治療、復健和訓練

　　針對退化、受傷等等肌肉骨骼系統的問題，一般人常常不知道要看哪一科的醫師，要怎麼尋求醫療協助。跟肌肉骨骼問題相關的醫療人員，包括骨科醫師、復健科醫師、以及物理治療師等等，另外又有疼痛科醫師，可以幫忙做疼痛控制。這些醫療人員又可以細分為許多的不同領域，而肌肉骨骼問題只是其中的一項。例如骨科包括了關節重建、手外科、運動醫學、脊椎外科、創傷骨科和骨腫瘤等等。復健科則包括了神經損傷復健、肌肉骨骼復健、兒童復健、老人復健及心肺運動功能復健等等。

　　針對肌肉骨骼方面，這些醫療人員之間有什麼不一樣呢？骨科醫師屬於外科，是要動手術的，所以如果有結構性的損傷需要開刀修補治療，就是找骨科醫師。例如骨折脫臼、韌帶斷裂、軟骨破裂、神經壓迫等等。復健科醫師和物理治療師當然就是安排復健治療，包括儀器治療（如熱敷、電療）、徒手治療（如按摩、關節筋膜鬆動）、運動治療（如姿勢動作矯正、強化肌力）。有些部分和肌力體能訓練類似，只是在復健是偏重於治療傷病和恢復功能，而肌力體能訓練則是增強人體運動能力和身體素質，當然實際操作上會有重疊的地方。

　　骨科／復健科醫師和物理治療師的差別，在於只有醫師可以下診斷、開處方和執行侵入性治療（如開刀、打針），而物理治療師按照法規，應依醫師開具之診斷或醫囑執行業務，目前修法略有放寬，非以疾病治療為目的者不在此限。醫師下診斷安排物理治療之前，要先

排除許多可能的嚴重問題，也就是「紅色警戒」，例如疼痛可能是骨折、感染、腫瘤、自體免疫疾病或神經壓迫等等所造成，而不單單只是拉傷發炎、筋膜緊繃或肌力不平衡而已。物理治療師在治療的過程中，也可以根據治療的效果和反應，或發現其他的問題，再回饋給醫師作診斷和療程的調整。這是個團隊合作，需要充分的溝通和配合。

最後傷痛復原了，回復到正常的功能，就可以交由肌力體能教練繼續訓練，進一步加強活動能力和運動表現，以及預防再一次受傷。

## 主動醫療 vs. 被動醫療

對於筋骨痠痛、關節退化的病患，除了靠藥物或是打針止痛之外，最常安排的就是復健治療。常見的復健治療可以分為 3 大部分，儀器治療、徒手治療和運動治療。

在台灣用健保安排的復健大多以儀器治療為主，這是因為健保的給付過於低廉，所以醫療院所在時間和人力成本的考量之下，只能安排儀器治療。但是很多人都會說，用健保安排的復健治療根本就沒有效，是浪費健保的無效醫療，甚至有人非常推崇要去做「自費」的復健才會有效果。其實所有的被動治療，包括健保的儀器治療和自費的徒手、乾針、貼紮、輔具等等治療，都只有暫時緩解症狀的效果，雖然治標不治本，但也不能因此就說是無效醫療。

　　真正能治本，但是費時費力又花錢的運動治療，又有多少病患願意去做？很可惜的是，在現實的狀況下大多數的病患不想花錢、不想花力氣、不想花時間，只想要盡快的治好。而所謂的治好，通常指的只是緩解症狀，能夠止痛就好。所以醫師最直接的方法，當然就是開止痛藥和安排熱敷、電療等等的儀器治療，以滿足病患的要求。

　　記得曾在門診遇過一位跑步後因為足底筋膜炎而疼痛的病患，我很詳細的告訴他要如何伸展按摩足底筋膜，要如何訓練加強足弓支撐肌肉，要如何注意跑姿和選擇跑鞋，要如何調整跑量。結果過幾個月後他又回診了，還是一樣的疼痛。我問他，上次我教他的那些回去有沒有做到，他不好意思的笑了一下回答說，很少。這種病人不在少數，如果病人沒有主動而強烈的動機去做到自我保健，其實大部分衛教和治療也都只是徒勞無功而已。

　　健保的便宜醫療費用，讓民眾就醫便利，但同樣的，也讓民眾不尊重醫療專業和不重視自己的健康狀況。在認為健保的復健是無效治療之前，有沒有先想過自己為了減緩疼痛、追求健康，做出了什麼改變？幾十年習慣不良、姿勢不佳、缺乏活動所累積造成的陳年宿疾，怎麼能期望只靠單方面的醫療，在短短的時間內就能夠根治？

　　另一方面，有時並不是自費治療比較有效，而是肯花錢去自費治療的病患，通常也比較有動機和比較積極，肯主動配合解決造成疼痛的根本原因。就像很多內科疾病也是一樣，例如糖尿病、高血壓的病患，不想控制飲食也不想改變生活型態，就只想靠吃藥來解決問題，

有些甚至連開藥回去也不吃，最後病況越來越差，再來怪說看醫師沒有用，吃藥都不會好或是越吃越糟糕。

　　評估一個治療有沒有效果，並不只是在治療本身，而是病患自己有沒有動機，能不能配合醫囑，能不能主動的保健身體。每個人本來就該為自己的健康負最大的責任，而不是都推給醫療，不然所有的治療都是被動治療，都沒有持續的療效，都治標不治本。傷病疼痛在初步的治療和控制之後，還要能夠持續主動的自我保健和訓練，否則任何治療效果都是無法維持的。

　　先用藥物和儀器治療減輕疼痛，再靠運動治療改善姿勢和動作控制，適度的增加活動以促進組織恢復，最後再加上阻力訓練的漸進式超負荷來強化組織耐受度，這才是最有效但也最花力氣和時間的治療方式。現在復健治療的問題在於過多的被動治療和沒有做到漸進式超負荷，但是反過來說，也不能看目前的復健治療效果不彰，就直接進入阻力訓練，把傷病疼痛的病患通通抓來壓重量，這是一個漸進接續的過程，也就是診斷、治療、復健、訓練。

### 參考資料和延伸閱讀

**Adjunctive therapies in addition to land-based exercise therapy for osteoarthritis of the hip or knee**
https://pubmed.ncbi.nlm.nih.gov/36250418/

**Factors Discouraging Physical Therapists from Utilizing Basic Barbell Movements for Strength Development in Outpatient Orthopedic Rehabilitation**
https://startingstrength.com/article/factors-discouraging-physical-therapists-from-utilizing-basic-barbell-movements

# 第 3 章

# 認識肥胖及其
# 解決之道

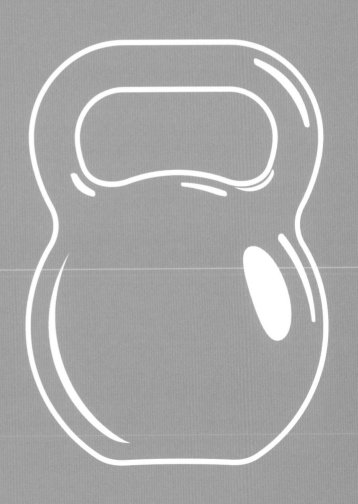

# 認識體重

## BMI 是不完美的標準

　　最常用來評量體重的標準就是使用身體質量指數（BMI），也就是體重（公斤）除以身高（公尺）的平方（$kg/m^2$）。根據 WHO 的標準，BMI 大於 25 算是過重，而大於 30 即是肥胖。體重過重所造成的危害通常是因為體脂肪過多，但是亞洲人與白種人在相同的 BMI 時，亞洲人的體脂率較高，因此 WHO 西太平洋地區辦公室建議下調亞洲地區的肥胖標準。台灣的標準則分別以 BMI 大於 24 為過重，大於 27 為肥胖。

　　但是根據 BMI 來判斷體重是否正常有很大的缺點，就是沒有考量到每個人身體組成的差異。對於缺乏身體活動的人，雖然可能體脂肪過多，但是因為肌肉量相對減少，所以 BMI 可能還是在正常範圍。另一種極端則是肌肉量十足的運動員，雖然體脂肪並不多，但是用 BMI 來看反而是過重甚至是肥胖。

**表 3-1 WHO 和台灣的 BMI 分類標準比較**

|  | 過瘦 | 正常 | 過重 | 輕度肥胖 | 中度肥胖 | 重度肥胖 |
|---|---|---|---|---|---|---|
| WHO | < 18.5 | 18.5 - 25 | 25 - 30 | 30 - 35 | 35 - 40 | ≥ 40 |
| 台灣 | < 18.5 | 18.5 - 24 | 24 - 27 | 27 - 30 | 30 - 35 | ≥ 35 |

上列為 WHO 的 BMI 分類標準，下列為台灣的分類標準。體重過重所造成的危害通常是因為體脂肪過多，而亞洲人與白種人在相同的 BMI 時，亞洲人的體脂率較高，因此 WHO 西太平洋地區辦公室建議下調亞洲地區的肥胖標準。

另外就算是體脂肪過多，體脂肪分布的位置對於健康也有很大的影響。**堆積在內臟的脂肪比堆積在皮下的脂肪更容易對健康造成不良影響**，所以另一種評估肥胖的標準是測量腰圍或腰臀比，腰臀比就是腰圍除以臀圍的比例（腰圍／臀圍）。腹部肥胖是指男性腰圍大於 90 公分，女性大於 80 公分，或是腰臀比男性大於 0.9，女性大於 0.85。

## 腰臀比的計算方式

$$腰臀圍比例 = \frac{腰圍}{臀圍}$$

腰圍男性大於 90 公分，女性大於 80 公分，或是腰臀比男性大於 0.9，而女性大於 0.85，即是腹部肥胖。

　　而且有研究指出，與 BMI 相比，腰臀比或是腰高比（腰圍／身高）更能預測肥胖所增加的慢性疾病風險和死亡率，而且也和 BMI 一樣容易測量。所以對於肥胖者的體重控制，與其光是注重 BMI，更應該關心的是體脂肪分布位置的改變。

　　美國醫學會（American Medical Association）在 2023 年的年會報告中也指出，BMI 主要是基於白種人的數據，但是身體組成會因為種族、性別和年齡而有所不同，所以 BMI 無法很好的預測疾病和死亡風險，應該要減少對於 BMI 的關注，了解 BMI 的應用和局限非常重要。

　　BMI 只是評估健康的指標之一，還要考量身體組成、脂肪量、內臟脂肪、腰圍和代謝／遺傳因素等等其他指標。此外，過度強調瘦身和肥胖一樣有害身心健康。

參考資料和延伸閱讀 ────────────────

**Waist-Hip Ratio Beats BMI for Predicting Obesity's Mortality Risk**
https://www.mdedge.com/endocrinology/article/258105/obesity/waist-hip-ratio-beats-bmi-predicting-obesitys-mortality-risk

**AMA: Use of BMI alone is an imperfect clinical measure**
https://www.ama-assn.org/delivering-care/public-health/ama-use-bmi-alone-imperfect-clinical-measure

**成人肥胖防治實證指引**
https://www.hpa.gov.tw/File/Attach/10042/File_20342.pdf

## 身體組成的常見測量方式

身體組成的測量方式，常見的有生物電阻抗分析（BIA），以及較為準確的雙能量 X 光吸收儀（DXA），但是必須要先了解，除非是將人體解剖後直接去秤重，否則所有的測量方式都是間接的估算，都會有一定程度的誤差，絕對誤差在 BIA 可能達 10%，在 DXA 可能達 5%。

BIA 的原理是利用通過身體電流的阻抗來推算身體組成，也就是常見體脂計使用的方式，所以準確度要看受試者的身體狀況和機器程式的設定。一般來說，含水量較多的組織對於電流是較好的導體，由於肌肉組織的含水量比脂肪組織高（約 75% 和 10%），所以較瘦部位的電阻抗就會比較小。本質上，BIA 是先估計電流通過部位的含水量，再依此估算出肌肉和脂肪組織的比例。

DXA 則是利用 X 光穿過身體加以測量身體各部位所吸收的能量，輻射劑量相對較低，只有一般胸部 X 光的 10%。骨骼吸收的能量最多，肌肉吸收的能量次之，脂肪吸收的能量最少，這樣就可以建構出一個 2D 的身體圖像，用以推算出身體組織的比例。DXA 雖然比起 BIA 較為準確，而且是測量骨質密度的黃金標準，但因為是 2D 平面的投影圖像，所以無法知道 3D 立體的組織分布，例如無法判別某一部位的脂肪是在內臟還是皮下，也無法知道某一部位的骨質是在皮質骨還是髓質骨。

如果想要更精準的測量出 3D 數據，就要用到電腦斷層或核磁共振掃描，但是就有輻射暴露和檢查費用上的考量。

參考資料和延伸閱讀 ─────────────────────

**Advanced body composition assessment: from body mass index to body composition profiling**
https://www.ncbi.nlm.nih.gov/pmc/articles/PMC5992366/

**Dual energy X－ray absorptiometry: gold standard for muscle mass?**
https://www.ncbi.nlm.nih.gov/pmc/articles/PMC6104103/

## 身體組成測量結果的含義

身體組成測量出來的結果代表什麼意思呢？雙成分模型將身體分為脂肪和除去脂肪兩個部分，除去脂肪的體重，雖然不只有肌肉組織，但通常用來評估肌肉量。體脂肪的總量包括儲存脂肪和必需脂肪。在脂肪組織中的脂肪稱為儲存脂肪，而在脂肪組織外其他組織中的正常脂肪稱為必需脂肪，例如在骨骼、肌肉、內臟和神經系統等等。必需脂肪是維持身體功能所必要的脂肪，女性的必需脂肪量比男性多。儲存脂肪位於臟器周圍（內部儲存脂肪）和皮膚下方（皮下儲存脂肪），提供能量儲存以及身體的保護和保暖。

當肥胖時身體的脂肪量過多，沒有辦法完全儲存在脂肪組織內，就會不正常地堆積到其他組織，例如肝臟或肌肉中，稱為異位脂肪，會產生脂毒性而造成全身慢性發炎反應，也就是說，異位脂肪可能就是導致粒線體氧化功能不良和胰島素阻抗的原因。

瘦體重（lean body mass）表示只有除去脂肪組織（儲存脂肪）的重量，但還包含有必需脂肪，而除脂體重（fat free mass, FFM）則

是完全除去脂肪（儲存脂肪和必需脂肪）的重量。兩者的差異，也就是必需脂肪的含量，在男性約為 2-3%，女性約為 8-12%。如果體脂率低於建議的最低程度（男性 5%，女性 15%），身體的正常功能可能就會受到影響，一般健康體脂率範圍，男性為 15-25%，女性為 20-30%，會因為種族和年紀而略有差異。通常年紀越大，對於體脂率的上限也就會越放寬，也就是「肥胖悖論」。

　　有研究顯示，體脂率和脂肪量與死亡風險之間的關係是 U 型曲線，在體脂率 25% 和脂肪量 20 公斤時的死亡風險最低。也有研究顯示，體脂率男性在 25%，女性在 35% 時的死亡風險最低。適當的脂肪量和體脂率會因為種族、性別、年齡、體況而有所差異，肥胖固然不利於身體健康，但是脂肪對於身體的功能和運作相當重要，盲目追求過低的體脂率，一樣會對健康造成危害。

參考資料和延伸閱讀 ─────────────────────────

**Getting a Grip on Body Composition**
https://www.unm.edu/~lkravitz/Article%20folder/underbodycomp.html

**Body fat and risk of all-cause mortality: a systematic review and dose-response meta-analysis of prospective cohort studies**
https://www.nature.com/articles/s41366-022-01165-5

**Joint association between body fat and its distribution with all-cause mortality: A data linkage cohort study based on NHANES (1988-2011)**
https://journals.plos.org/plosone/article?id=10.1371/journal.pone.0193368

## 測量誤差大，務必小心解讀

不少人對於測量和追蹤身體組成很感興趣，甚至是相當的痴迷和執著，希望藉此評估飲食控制或運動訓練的效果。如果你的目標是減重，可能會想知道減掉多少的脂肪，如果你的目標是增重，可能會想知道增加多少肌肉。但是這些身體組成的測量方式，可能會有高達 5-10% 的絕對誤差。

例如你的體脂率測量結果是 20%，實際上可能是在 15-25%（用 DXA 測量），或是在 10-30%（用 BIA 測量）之間。這麼大的誤差範圍能提供的參考價值就相當低了，直接看鏡子評估體態可能還更為準確。如果你關心身體組成是為了健康，可以追蹤體重、腰圍（內臟脂肪）、體態（皮下脂肪）的變化，因為中心肥胖和內臟脂肪堆積皆與代謝症候群等等慢性疾病有高度的相關性。如果你關心身體組成是為了運動表現，那監測肌力、爆發力和心肺適能會更為直接有用。而身體組成不準確的測量結果，不但無法提供有用的參考，反而可能會提供錯誤的資訊。

參考資料和延伸閱讀 ————————————————————

**Body Composition Assessments are Less Useful Than You Think**
https://macrofactorapp.com/body-composition/

# 認識肥胖

　　體重控制，常常狹義地被認為只是減重，一直蔚為風潮，不管是為了健康、體態、或運動表現等等目的，在減重之前要先定義什麼是肥胖。WHO 對於肥胖的定義，是指脂肪組織異常過量，並且對健康造成不良的影響。基因對於肥胖的發生非常重要，可能影響了 50-70% 的肥胖，而肥胖與**二百多種併發症**有高度相關，不只代謝性的併發症，還有其他各種類型，例如在心血管系統有心肌梗塞和腦中風，在呼吸系統有氣喘、睡眠呼吸中止症和肥胖通氣不足症候群，在消化系統有胃食道逆流、胃炎、膽結石、非酒精性脂肪肝和胰臟炎，在泌尿生殖系統有慢性腎病和腎結石，在肌肉骨骼系統有關節炎和肌腱病變，在神經系統有失智症，更不用說還有多種癌症，包括乳癌、食道癌、肝癌、大腸直腸癌、腎臟癌、子宮頸癌等等。

　　肥胖影響了身體所有的器官和組織，所以必須加以治療。肥胖不單是因為攝取的熱量大於消耗的能量，現在已經被視為一種疾病，精確地說，是一種神經內分泌疾病，涉及到調控飢餓感和飽足感的大腦機制出現問題。

　　肥胖既然為一種慢性疾病，就要視同其他疾病一樣加以長期控制。改善生活方式就是治療肥胖的關鍵，但是生活方式並不是導致肥胖的唯一因素，也不是光靠減少熱量攝取和增加能量消耗，就可以有效而長期的減重。如果我們只將減重的成功與否歸因在患者的意願和態度，簡單地認為肥胖就是因為意志力薄弱，這樣會造成肥胖的污名化，讓減重失敗的患者覺得恥辱，使得肥胖更難治療。

　　日前有些治療第二型糖尿病的新藥（GLP-1 促效劑）經由美國 FDA 批准可以用於減重，因為效果顯著，所以不少人屯積藥物而造成漲價和缺藥，使得真正需要的糖尿病患者無藥可用。這些藥物可以抑制食慾，看似讓減重變得輕鬆簡單，不用靠意志力去控制想吃的欲望，也不用靠運動去增加能量的消耗，但是需要持續使用，停藥後就會失去效果而復胖，而且長期使用的安全性仍有待觀察，目前發現可能會產生一些罕見但是嚴重的副作用，例如胰臟炎、腸阻塞、甲狀腺癌和自殺意圖。

　　此外，使用藥物抑制食慾的減重效果，仍然是來自於攝取不足所產生的熱量赤字。長期的熱量赤字是要特別注意的問題，不但可能對生理功能造成不良的影響，也會使肌肉和骨質流失，這些都需要靠身

體活動來盡量避免，尤其是阻力訓練。更何況，肥胖的問題不只是因為脂肪過多，更是因為身體活動不足，**增加身體活動不單是為了消耗能量，而是為了改善身體的能量代謝功能。**

說到頭來，真正解方都是以增加身體活動為起點，才能徹底杜絕肥胖再度纏身。如果以為光靠藥物減重就能夠解決所有肥胖相關的問題，那就太過天真了。

### 參考資料和延伸閱讀

**What Are the Current and Future Challenges in Obesity?**
https://www.medscape.com/viewarticle/986362

**Obesity as a Disease: Changing the Paradigm**
https://www.medscape.com/viewarticle/982631

**Obesity and the risk of cardiometabolic diseases**
https://www.nature.com/articles/s41569-023-00847-5

**Adult obesity complications: challenges and clinical impact**
https://www.ncbi.nlm.nih.gov/pmc/articles/PMC7309384/

**Does Rapid Weight Loss From GLP-1s Decrease Muscle Mass?**
https://www.medscape.com/viewarticle/994030

**As Semaglutide's Popularity Soars, Rare but Serious Adverse Effects Are Emerging**
https://jamanetwork.com/journals/jama/fullarticle/2812192

# 身體活動減少是肥胖增加的原因

熱力學第一定律就是能量守恆原理，所以大家認為身體對於新陳代謝的運作也應當如此，當飲食熱量攝取大於身體能量消耗時，多餘的熱量就會儲存而形成脂肪，肥胖是因為熱量攝取過量所累積的結果。熱量攝取增加是否與肥胖有關一直存在著爭議，因為有研究顯示，隨著肥胖的出現，飲食的攝取量卻依然保持不變，所以造成現代社會肥胖率的升高，可能是因為能量消耗的減少。

就算是體型相似的人，每日總能量消耗（total daily energy expenditure, TDEE）的差異可能會很大。TDEE 的差異主要是由身體活動的多寡所造成。身體活動包含運動和非運動活動，運動一般被定義為有目的的身體活動，但即使每星期 2 小時的中強度（5 METs）運動（70 公斤 × 5 METs × 2 小時＝ 700 大卡），平均下來每天也才多消耗約 100 大卡的能量。

**非運動活動產熱（non-exercise activity thermogenesis, NEAT）指的是特定運動之外所有身體活動所消耗的能量，包括工作和休閒時的活動。** 人與人之間 NEAT 的差異大部分與職業的勞動程度相關，久坐的辦公室員工身體活動程度（physical activity level, PAL）為 1.5，從事農業或建築業的勞力工作 PAL 可以達到 2.4。因此，職業對於 NEAT 和 TDEE 有很大的影響。

　　下班後的休閒時間（晚上 6-11 點）做了些什麼事，對能量消耗也會造成影響，一直坐著看電視與四處走動、整理環境、做家事相比，每天 NEAT 的差異可能高達 1,000 大卡（70 公斤 × 3 METs × 5 小時 = 1,050 大卡）。這當然是比較誇張的例子，但是由此可以看出 NEAT，尤其是站立／走動的時間可以累積消耗很多能量，所以與能量代謝和肥胖的關係可能很大。

　　環境因素對於 NEAT 也會造成影響，都市的水泥叢林和工作、家事的自動化機械化，再加上越來越多的便利服務，包括免下車餐廳和銀行、餐點外送、電梯／電扶梯、洗碗機、洗衣機和掃地機器人等等，促進靜態生活的環境已然成為現代化社會的普遍狀況，身體活動程度也因此而下降。另外，學校遠在步行／騎自行車可達的距離之外，郊區沒有人行道，城市的街道不適合行走，以及公園不適合兒童玩耍，這都顯示現代化和都市化可能會對 NEAT 產生巨大的影響。

　　性別也會影響 NEAT，一般而言男性往往比女性更活躍。性別也可能以更微妙的方式影響身體活動，這與社會和文化對於性別角色的要求相關，例如女性被認為不宜太常外出或太過好動。教育程度較高的族群比稍低的族群有較多的休閒活動，但是貧困的族群通常會有更多的勞動。身體活動也會因為季節而產生很大差異，夏季的活動時間可能達到冬季的兩倍。在工作量週期性變化的農業社區，與工作相關的 NEAT 也會受到季節的影響。一般總認為，農村生活應該充滿勞動，但研究顯示，在大量使用現代進步農機之下，居住在農村的人身體活動反而可能比居住在都市的要少。

　　既然 NEAT 對於熱量攝取和能量消耗之間的平衡影響如此巨大，NEAT 減少也可能造成肥胖，那要如何促進身體活動以增加 NEAT 呢？人們會選擇要做什麼活動，有一部分是基於行為的「成本」，也就是必須付出多大的努力才能活動。不出意料之外，人們更有可能去選擇容易從事的活動。其次，活動的選擇一部分取決於喜好和重視的程度。當一個人在站立或行走時僅能做不喜歡的事情，那可能會更喜歡選擇坐著。但是，如果讓他選擇喜歡的活動（例如和朋友一起散步），那可能會選擇活動而不是坐著。第三，提供個人化的選擇。強迫一項特定的運動（例如 X 強度的跑步 Y 分鐘，每星期 Z 天）可能會產生反效果。第四，活動的選擇一部分取決於行為所會產生的結果。許多人喜歡靜態生活是因為放鬆舒服，不用費力流汗，會有立即的正向回饋效果，而站立或行走對於健康的益處可能需要長時間的累積才看得到。因此，可以在站立或行走時邊做些會讓心情愉快的事情（例如邊走邊聊天或邊聽音樂）。

　　為了提高個人對於自己行為的認識，要養成觀察和回應目標行為的習慣，例如使用計步器評估自己的活動程度。另外，可以試著將坐著的行為改成站著，例如可以邊站著或踏步邊看電視。也可以用靜態行為來當作是促進身體活動的誘因，例如喜歡打電動，則可以規定在達到當天的身體活動目標後才能玩，這種方法對兒童特別有效。此外，試著找出靜態行為的替代方式，選擇喜好的各種活動來替代靜態行為。有許多因素會阻礙一個人增加站立和行走的時間，例如疲勞、疼痛、工作、憂鬱、壓力和天氣等等問題，需要加以解決。

影響 NEAT 的主要因素是職業，因為長時間使用電腦的工作很普遍，因此可以開發促進 NEAT 的辦公環境，例如讓員工使用可以站立操作電腦的升降桌。也應該將學校視為促進兒童 NEAT 的環境，全球兒童肥胖的程度越來越嚴重，兒童的肥胖相關代謝疾病也越來越常見。可以嘗試用些方式來增加兒童的身體活動，例如走路上學，校車停離學校遠一點，站著上課或使用視訊遠距上課而不用一直坐在教室。但是這些方法仍需要進一步的研究，包括對於注意力和學業成績的影響。

要打破靜態生活、增加身體活動，必須要循序漸進，儘管行為改變可能看起來並不複雜，就只是要多動多走而已，但是目標可能令人生畏。例如每天增加 2 小時的站立或行走時間，這對於很多肥胖或體弱的人來說是項挑戰，所以需要針對個人設定可行的目標。而且人們喜歡持續獲得正向回饋，可以在達成目標後安排一些獎勵措施，並且讓他們知道所做的改變有助於健康和減重。

參考資料和延伸閱讀 ─────

**Non-Exercise Activity Thermogenesis**
https://www.ahajournals.org/doi/10.1161/01.atv.0000205848.83210.73

**Non-Exercise Activity Thermogenesis in Human Energy Homeostasis**
https://www.ncbi.nlm.nih.gov/books/NBK279077/

## 認識脂肪組織 ── 不是越少越好

脂肪是一種未被充分認識和誤解的組織，想減重的人總是視脂肪為肥胖的禍首，欲除之而後快。傳統認為脂肪只是身體儲存能量的部

位，但現在我們知道脂肪組織對於身體有很大的生理功能，會影響內分泌、免疫、生殖等等系統，還能提供身體減輕外傷的物理性保護。

脂肪細胞可以分為白色、棕色、米色 3 種，白色脂肪的主要功能是以三酸甘油酯的形式儲存能量，棕色脂肪具有較多的粒線體，可以燃燒葡萄糖和三酸甘油酯來產生熱能。白色脂肪組織內的棕色脂肪細胞被稱為米色細胞。棕色脂肪可以變成白色脂肪，但是白色脂肪是否能夠變成棕色脂肪目前仍有爭論，而米色細胞可能是可以在白色或棕色脂肪之間變換的脂肪細胞。白色脂肪除了儲存三酸甘油酯之外，還會分泌脂肪因子，例如降低飢餓程度的瘦素（leptin），以及調節葡萄糖和脂肪代謝的脂聯素（adiponectin），而活化棕色脂肪可能會對新陳代謝產生益處。

肥胖受到數百個基因的影響，如果只將肥胖認為是因為脂肪儲存過多所造成，那就忽略了為什麼脂肪會儲存過多的原因。肥胖不僅是因為「意志力薄弱」，**遺傳因素**會影響脂肪儲存和燃燒的難易程度，也會影響調節食慾、胰島素阻抗和發炎反應的荷爾蒙。十個不同的人吃同樣分量的相同食物，代謝反應和體重增加的程度會都不相同。過多的脂肪會導致慢性發炎，進而產生胰島素阻抗和代謝症候群等等慢性疾病，但也有代謝健康的肥胖表現型存在。活化棕色脂肪可能有助於治療肥胖或相關的代謝疾病，要活化棕色脂肪，或讓白色脂肪細胞變成為米色細胞，就要靠足夠的身體活動，尤其大肌群活動所分泌的腎上腺素和肌肉因子，可以有效刺激白色脂肪細胞變成米色細胞。

參考資料和延伸閱讀 ─────────────────────
**Reassessing Human Adipose Tissue**
https://www.nejm.org/doi/full/10.1056/NEJMra2032804

**Exercise-induced 'browning' of adipose tissues**
https://www.ncbi.nlm.nih.gov/pmc/articles/PMC5893183/

## 耐力運動員悖論

　　對於靜態生活的人，過多的體脂肪與產生胰島素阻抗相關，尤其是異位脂肪，也就是不乖乖儲存在脂肪組織中而堆積在其他地方的脂肪，其中包括在肌肉細胞中的脂肪。肌肉布滿了大量的胰島素受體，也是身體能量代謝的主要組織，肌肉中的異位脂肪對於胰島素阻抗的影響尤其巨大。

　　但是有足夠身體活動的人，就算肌肉內的脂肪含量較高，依然可以保持正常的胰島素敏感性，這就是「耐力運動員悖論」。最主要的原因就是長時間低強度的身體活動能夠增加粒線體的數量，並且增強粒線體的脂肪氧化能力，因此肌肉內的脂肪非但不會對胰島素敏感性產生不良的影響，還能在身體活動時氧化代謝以提供所需的能量。所以脂肪本身並不可怕，重點是有沒有好好利用脂肪的能力。畢竟容易儲存脂肪的體質，是人類在演化和生存上的一大優勢。

參考資料和延伸閱讀 ─────────────────────
**Skeletal Muscle Lipid Content and Insulin Resistance: Evidence for a Paradox in Endurance-Trained Athletes**
https://academic.oup.com/jcem/article/86/12/5755/2849249

**Exercise-induced alterations in intramyocellular lipids and insulin resistance: the athlete's paradox revisited**
https://www.ncbi.nlm.nih.gov/pmc/articles/PMC3804891/

# 肥胖對肌肉骨骼系統的影響

　　肥胖除了是導致胰島素阻抗和代謝症候群的原因之一，也會對肌肉骨骼系統產生影響，造成肌腱病變和退化性關節炎。疼痛會影響到身體活動能力，讓生活功能大幅減退，嚴重妨礙到生活品質，而活動量的下降，會讓肥胖的問題更加嚴重。

## 肌腱病變

　　慢性肌腱病變（tendinopathy）是一種肌腱過度使用的疾病，會出現與活動相關的肌腱疼痛，以及不同程度的無力、壓痛和局部腫脹。慢性肌腱病變很常見，占所有運動相關傷害的 30-50%。慢性肌腱病變會隨著老化而增加，嚴重限制了老年人的身體活動，保守治療和手術治療的效果常常都不讓人滿意。

　　有多種危險因子和肌腱病變相關，儘管力學上的過度負荷是重要的危險因子，但是其他危險因子，例如環境、代謝疾病、遺傳和藥物等等，都會改變肌腱病變的病程和預後。肌腱過度使用會引起發炎反應和錯誤的肌腱幹細胞分化，導致組織的化生（metaplasia）和癒合失敗。

　　肥胖與慢性肌腱病變之間存在著密切關係，雖然傳統上歸因於體重增加而導致的肌腱過度負荷，但是越來越多的證據顯示，比起體

重，與肥胖相關的全身慢性低度發炎反應對於肌腱病變影響更大，發炎反應也是許多肥胖相關疾病（例如糖尿病、心血管疾病和癌症）發生的原因。

肥胖會引起脂肪組織的慢性發炎反應，原因之一是產生過量的促炎脂肪因子。脂肪組織也是人體的內分泌器官，不只是儲存能量的惰性組織，而是有更複雜的作用，可以調節免疫和發炎反應等等許多生理功能。脂肪組織會分泌大量具有促炎或抗炎活性的脂肪因子，促炎脂肪因子的血清濃度在肥胖個體中升高，並且隨著脂肪量的減少而降低。由於脂肪組織功能不良，使得這些脂肪因子的分泌失調，是導致肥胖相關併發症的主要機制。

除了促炎脂肪因子，脂肪組織中的免疫細胞浸潤，也是造成慢性發炎反應的原因。脂肪組織含有多種免疫細胞，免疫細胞中的巨噬細胞（macrophage），是在肥胖脂肪組織中釋放大多數發炎分子的主要發炎細胞，而減少體脂肪可以改善巨噬細胞在脂肪組織的浸潤和發炎反應。

脂肪組織增生和脂肪細胞肥大會因為相對血液灌流不足或耗氧量增加而導致缺氧，細胞缺氧會引起發炎反應。活性氧物質的產生會隨著脂肪細胞肥大和脂肪組織增生而增加，也會促進發炎反應。粒線體的氧化功能不良讓有氧糖解轉變為無氧糖解，這樣會增加脂肪細胞中的乳酸堆積，乳酸已經被證明會刺激巨噬細胞的發炎反應。

　　肌腱病變時，肌腱中的膠原纖維較小且雜亂無章，導致力學強度降低，使得肌腱易於斷裂，血管和神經結構的向內增生會造成肌腱病變的疼痛。肌腱病變以前被認為是一種退化性疾病，沒有發炎細胞浸潤。然而，最近的研究發現了發炎反應的跡象，包括發炎細胞或發炎反應標誌物的增加。

　　除了內臟和皮下脂肪之外，脂肪還會病理性的堆積在肌肉和肌腱中，以及在與肌腱相鄰的脂肪墊，這些都是脂肪組織發炎介質的局部來源。脂肪堆積在肌腱中會破壞肌腱的完整性，脂肪堆積所導致的肌肉功能不良也可能會間接的影響到肌腱功能。

　　高血糖會增加肌腱細胞中活性氧物質的產生和減弱肌腱幹細胞的抗炎作用，除了葡萄糖對於肌腱細胞的直接影響之外，過量的血糖會糖化（glycation）和氧化肌腱中的膠原蛋白，形成晚期糖化終產物（advanced glycation end-product），而肌腱中膠原蛋白交叉連接的增加，會降低纖維的滑動和黏彈性，因此增加了肌腱的脆性。所以臨床上常常見到肥胖和糖尿病患者容易得到扳機指、網球肘／高爾夫球肘、五十肩、足底筋膜炎等等問題。

### 參考資料和延伸閱讀

**Inflammatory mechanisms linking obesity and tendinopathy**
https://www.sciencedirect.com/science/article/pii/S2214031X21000784

**Tendinopathy in diabetes mellitus patients──Epidemiology, pathogenesis, and management**
https://onlinelibrary.wiley.com/doi/10.1111/sms.12824

## 退化性關節炎

退化性關節炎是最常見的關節疾病，會出現關節軟骨逐漸磨損、骨刺生成和滑膜發炎，症狀包括關節疼痛和僵硬，最終會導致行動不便。與退化性關節炎相關的危險因子有許多種，包括遺傳、性別和年齡，另一個重要的危險因子是體重過重。

體重過重的特點是在膝關節和手部會增加退化性關節炎的機會，但在髖關節則不會。傳統上假設體重過重會增加關節負荷而導致關節磨損，然而肥胖也是非負重關節（例如手部和腕部）退化性關節炎的危險因子，這表示過度負荷不能完全解釋退化性關節炎與肥胖之間的關係。

如同肌腱病變一樣，脂肪組織在肥胖相關退化性關節炎中的作用已經被注意，脂肪組織分泌的各種脂肪因子會導致全身的低度發炎反應。此外，肥胖也與脂肪代謝不良有關。

傳統上認為，關節磨損是由於負荷對軟骨基質和軟骨細胞的直接影響。適度的關節負荷對於維持關節結締組織的健康非常重要，然而負荷異常時可能會造成負面的影響。體重增加會導致關節負荷增加，肥胖也會改變步態模式而更進一步增加關節負荷。異常負荷會改變軟骨代謝，使得軟骨基質的分解增加而合成減少，以及造成軟骨細胞處於發炎狀態，最終導致軟骨退化。

　　然而，肥胖不只是和負重關節的退化性關節炎有關，肥胖時非負重關節的退化性關節炎風險也會增加，這表示脂肪代謝不良對於退化性關節炎也會造成影響。高血清膽固醇與全身的退化性關節炎相關，而且在退化性關節炎的軟骨細胞中會出現脂肪堆積，細胞內的脂肪堆積量與退化性關節炎的嚴重程度相關。

　　肥胖時，脂肪組織中脂肪細胞和免疫細胞所分泌的細胞因子會產生變化，進而導致全身低度發炎反應。除了全身，局部脂肪組織（例如髕下脂肪墊）也會分泌細胞因子，對局部關節發炎有重要的影響。這些細胞因子會造成細胞外基質的合成減少和分解增加，進而加重軟骨的破壞和流失，使得退化性關節炎更加嚴重。

參考資料和延伸閱讀 ——

Obesity and osteoarthritis, more than just wear and tear: pivotal roles for inflamed adipose tissue and dyslipidaemia in obesity-induced osteoarthritis
https://academic.oup.com/rheumatology/article/54/4/588/1800514

# 體重、身體組成和代謝健康

## 肥胖悖論

　　肥胖通常被認為會影響健康和縮短壽命，並且被視為是一種疾病，但是體重並不是越輕越好，BMI 和死亡率之間的關係呈現的是 U 型曲線，也就是過低和過高的 BMI 都會有較高的死亡率，死亡率 U 型曲線的最低點是落在正常上限略為偏過重的地方，而且這個低點會隨著年紀的增加往 BMI 更大的方向移動。雖然肥胖是許多疾病的危險因子，但是對於有重大疾病或嚴重傷害的人，適度的肥胖通常和較高的存活率相關。也就是 BMI 是過重或輕度肥胖範圍的人，在某些情況下死亡率反而比 BMI 正常的人更低，這就是「肥胖悖論」。

　　因為壽命的增加，老化相關的傷病隨之增加，傷病時需要的能量儲備也跟著增加，體重就相當於能量儲備，尤其是其中的脂肪。老化和慢性疾病容易造成營養不良，以及減少肌肉量和骨質密度，最後變成衰弱和失能。這種狀況在體重較輕的人身上較為嚴重，而在體重較重的人身上較為輕微。

　　代謝健康的肥胖表現型確實存在，很多以往認為需要刻意減重的疾病，例如心臟衰竭、糖尿病、周邊血管病變、急性冠心症、慢性腎病、慢性阻塞性肺病、心臟手術之後等等，現在發現比起在正常體重，在過重或輕度肥胖時的死亡率反而較低。

　　減重對高血壓、血脂異常、糖尿病等等慢性疾病的控制有極大的益處，但對於死亡率的影響目前仍不清楚。刻意減重如果忽略了生活型態的改善，死亡率反而可能比體重穩定時來得更高。每個人都有適合自己的理想體重，但不能用僵化的 BMI 一體適用，必須考量每個人的年紀、種族、性別、體況、疾病、生活型態等等因素。所以對於 BMI 在過重和輕度肥胖範圍的人來說，與其著重在刻意減重，應該更關注在攝取均衡營養、增加身體活動、強化心肺適能和維持生活功能。

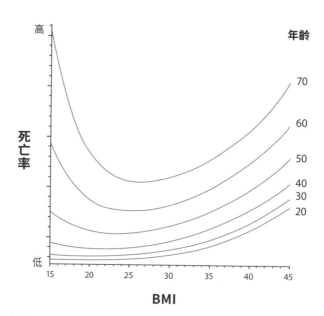

**圖 3-1　肥胖悖論**

BMI 和死亡率之間的關係呈現的是 U 型曲線，也就是過低和過高的 BMI 都會有較高的死亡率，死亡率 U 型曲線的最低點是落在正常上限略為偏過重的地方，而且這個低點會隨著年紀的增加往 BMI 更大的方向移動。

參考資料和延伸閱讀 ─────────────────────────────

'Obesity paradox' misunderstands the biology of optimal weight throughout the life cycle
https://www.nature.com/articles/ijo201459

The 'obesity paradox': a parsimonious explanation for relations among obesity, mortality rate and aging?
https://www.ncbi.nlm.nih.gov/pmc/articles/PMC3186057/

## 不只關注體重，還要強調健康的身體組成

肥胖悖論中，BMI 在過重或輕度肥胖的範圍時反而有最低的死亡率，而過低和過高的 BMI 都會增加死亡率。有人會認為 BMI 是很不準確的評估標準，因為沒有考量到身體組成。在相同的 BMI 之下，每個人的身體組成可能會有很大的差異，有的人可能脂肪多，有的人可能肌肉多，怎麼可以一概而論？的確，當單獨看每個個體時，BMI 對於評估身體組成是不可靠的，但是在大數據的群體統計中，BMI 還是有其方便實用的地位。

BMI 是體重的不完美衡量標準，因為無法區分體脂肪和肌肉量，所以在 BMI 相同的個體之間身體組成會有很大的差異。體脂肪和肌肉量的多寡分別會對健康產生不同的影響，過多的體脂肪對健康有害，較多的肌肉量對健康有益，但在大型研究中要準確的測量身體組成是有困難的。

所以不只要強調正常體重的重要性，還要強調健康的身體組成，體重輕的時候要能夠維持肌肉量，而體重重的時候不要增加體脂肪。

　　但是凡事總有極限，體重太輕時肌肉量必定會不夠，體重太重時體脂肪必定會過多。但也不需要過度害怕脂肪，脂肪是人體維持生理功能和能量儲備所必需，在一定的脂肪量之下對於健康的影響並不大，但是追求過輕的體重和過低的體脂率，常常會因此而減少了肌肉量，反而會對健康造成負面的影響。

參考資料和延伸閱讀 ————————————————

Predicted lean body mass, fat mass, and all cause and cause specific mortality in men: prospective US cohort study
https://www.bmj.com/content/362/bmj.k2575

## 影響健康的不僅只有體重，身體活動更重要

　　但請不要誤會，我並不是鼓勵肥胖，也並不表示肥胖無所謂。肥胖的人的確有較高的慢性疾病和死亡風險。但這個肥胖的定義可能和你原本認為的不一樣，以台灣 BMI 的標準來看，合理的情況下一般人可以到「過重」，也就是 24-27，而老年人可以到「輕度肥胖」，也就是 27-30。所以正常的體重絕非纖細瘦弱那種病態的美感，而且理想的體重也與每個人的基因、年紀、體況、環境、生活型態等等因素相關，無法一概而論。

　　但是除了看 BMI 或是身體組成，與慢性疾病和死亡風險相關的另一個重要因素，就是身體活動的程度。不要以為只靠維持正常的體重就能夠保持身體健康、百病不侵，就算是體重正常，如果過著靜態生

活而沒有足夠的身體活動,則慢性疾病和死亡風險也和肥胖的人差不多。所以,正常的體重不代表健康,尤其中年以後,靜態生活將加速肌肉骨質流失和心肺適能下降,體重可能會因為體脂肪增加和肌肉量減少之間互相抵消而看不出變化,所以就算體重維持正常,仍然要持續足夠的身體活動和適當的訓練,維持理想的心肺適能和肌力,才能促進身體健康。

參考資料和延伸閱讀

**Effect of Sedentary Lifestyle on Cardiovascular Disease Risk Among Healthy Adults With Body Mass Indexes 18.5 to 29.9 kg/m2**
https://www.ajconline.org/article/S0002-9149(18)32148-9/fulltext

**Minimum amount of physical activity for reduced mortality and extended life expectancy: a prospective cohort study**
https://www.thelancet.com/journals/lancet/article/PIIS0140-6736(11)60749-6/fulltext

　　既然肥胖常常被認為會增加慢性疾病和死亡風險,所以就要一定要減重嗎?傳統認為,BMI 在「正常」(18.5-25)時有最低的死亡風險,但這並不是一刀切的絕對標準。有的研究顯示 BMI 在 25-30 之間的死亡風險才是最低,甚至 30-35 之間也沒有明顯增加死亡風險,尤其是對於年紀較大者。

　　更有研究顯示,減重並不總是能降低死亡風險,尤其是反覆減重又復胖的溜溜球效應,更是危害健康。所以減重是肥胖治療的首要目標嗎?其實比起體重,對於死亡風險影響更大的是心肺適能,而直接影響到心肺適能的,就是身體活動。以往身體活動只被當做是消耗能

量的減重方法，但是無論體重是否減輕，身體活動本身就能減少內臟脂肪、增加粒線體功能和胰島素敏感性，進而減少罹患慢性疾病的機會和降低死亡的風險。

　　而另一個和體重無關，直接和死亡風險相關的是肌力（以測量握力代表），握力越強則死亡風險越低。所以養成良好的生活型態和飲食習慣，加上充足的身體活動和適當的運動訓練來增進心肺適能和肌力，並不需要刻意的減重就能夠改善身體健康，也能維持每個人自然舒適的體重範圍。沒有健康的胖子嗎？硬要瘦下來可能更不健康。

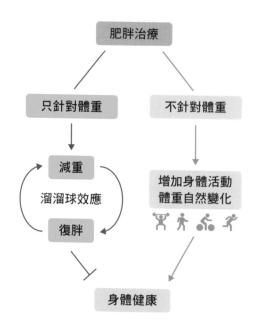

**圖 3-2**　反覆減重又復胖的溜溜球效應會危害健康，所以不要只針對體重，而是要增加身體活動和改善心肺適能，讓體重隨之自然變化，才能獲得真正的健康。

參考資料和延伸閱讀 ──────────────

**Obesity treatment: Weight loss versus increasing fitness and physical activity for reducing health risks**
https://www.cell.com/iscience/fulltext/S2589-0042(21)00963-9

## 溜溜球效應，越減越肥

在節食減重的過程中，依靠減少熱量攝取來達到熱量赤字，一段時間之後身體就會產生代謝適應（metabolic adaptation）而減少能量消耗。減重的過程中不光只是減掉體脂肪，也會減掉瘦體重，占其中最大部分的就是肌肉量。但是在復胖的過程中，體重的恢復往往只是脂肪量的增加，減少的肌肉並不容易跟著長回來，而且體脂肪的增加常常會比減重前更多，體重也會比減重前更重，這就是體重／體脂肪的過度反彈（fat overshoot）。這樣減重復胖，反覆減掉肌肉增加脂肪的溜溜球效應，會造成更嚴重的健康問題，而且真的會越減越肥、越減越重。

### 代謝適應是什麼？

生物體對於活動或攝食變化會作出行為或生理上的反應，因此減弱了這些變化對於能量消耗的影響。人體會調節身體或生理活動所消耗的能量，以符合飲食所攝取的熱量，所以刻意製造的熱量赤字或盈餘，長期來看都會被平衡回來，詳見本章〈限制型總能量消耗模型〉。

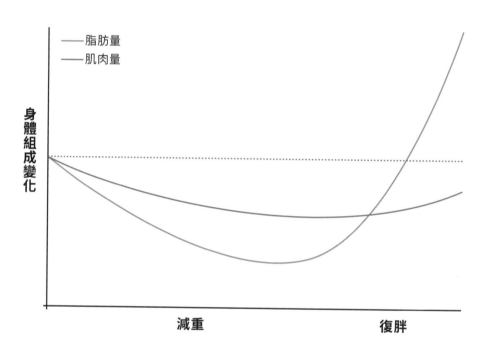

**圖 3-3　體重／脂肪過度反彈**

在減重的過程中會同時減掉脂肪和肌肉，但是在復胖時，往往只是脂肪的增加，減少的肌肉並不容易跟著長回來，而且脂肪常常會比減重前更多，體重也會比減重前更重。

參考資料和延伸閱讀 ─────────────────────

**Weight cycling practices in sport: A risk factor for later obesity?**
https://onlinelibrary.wiley.com/doi/full/10.1111/obr.13188

## 代謝健康比體重更重要

肥胖的確是許多慢性疾病的危險因子，尤其是心血管疾病，也會引起許多併發症、降低生活品質和減少壽命。但是光減重並不能完全的降低死亡風險，而是要保持健康的心肺適能，增加身體活動才能真正的降低死亡風險。

總而言之，跟死亡率較有關的是活動量而不是體重，當然肥胖和活動量不足有某些程度的關連，但是身體活動關係到心肺適能和能量代謝能力。所以體重正常的人如果活動量不足，則慢性疾病和死亡風險與肥胖的人差不多，肥胖的人如果有足夠的活動量，則慢性疾病和死亡風險與體重正常的人差不多。所以減重的目標並不光是在於體重的減少，更重要的是改變生活型態，一生都維持更動態活躍的生活和更均衡健康的飲食。

這裡的爭論點在於是否真有代謝健康的肥胖存在。肥胖的人也許現在健康，但將來慢性疾病是否更容易發生？的確有研究發現，肥胖而代謝健康的人在平均追蹤 11 年之後，出現慢性疾病和死亡風險高於體重正常的人，而且有 ⅓ 的人在 3-5 年內由代謝健康轉變成代謝不健康，因此認為「代謝健康的肥胖」可能是容易造成誤導的名詞。

這個研究要注意地方在於肥胖是指 BMI 大於 30（台灣的標準是27），所以 BMI 不到肥胖標準都不要認為自己胖。此外，除了著重在體重，更要關心是**什麼原因導致了代謝不健康**。

　　第一是脂肪量，體重正常而代謝不健康的人，也許是脂肪量過高而肌肉量不足的泡芙人，體內堆積過多的脂肪自然容易產生胰島素阻抗和代謝症候群。第二是身體活動，身體活動會影響到能量代謝能力，也就是粒線體功能，尤其是粒線體的脂肪氧化能力。

　　身體累積過多的脂肪，會造成過多的氧化壓力和慢性發炎反應，因此影響到粒線體功能和產生胰島素阻抗，進而導致代謝症候群，而粒線體功能不良也會促使氧化壓力和慢性發炎再升高。要能克服這個連鎖反應和惡性循環，就是要有足夠的身體活動來改善粒線體功能。

　　所以就代謝健康肥胖這個族群而言，在長達 11 年的追蹤之後，隨著年紀漸增，能量代謝能力自然跟著減退，活動不足更是會讓這個狀況雪上加霜，在沒有足夠的活動量來維持粒線體功能之下，肥胖過多的脂肪就會逐漸造成問題，而從代謝健康轉變成代謝不健康，也就不令人意外了。

　　至於體重過輕呢？也不用覺得越瘦越健康，更何況有些肌少型肥胖，體重正常或過瘦只是表面的假象，實際上卻是脂肪量過高而肌肉量不足。體重過輕所代表的熱量攝取不足，尤其是在刻意節食的熱量赤字之下，長期來看會產生更多的問題，包括生理功能下降、免疫功能抑制、肌肉骨質流失、荷爾蒙混亂、生理儲備不足，這都會讓死亡風險提高。

## 參考資料和延伸閱讀

**Are people with metabolically healthy obesity really healthy? A prospective cohort study of 381,363 UK Biobank participants**
https://link.springer.com/article/10.1007/s00125-021-05484-6

**Physical activity and fitness vs adiposity and weight loss for the prevention of cardiovascular disease and cancer mortality**
https://www.nature.com/articles/s41366-022-01209-w

**TOFI phenotype - its effect on the occurrence of diabetes**
https://www.termedia.pl/-Fenotyp-TOFI-jego-wplyw-na-wystepowanie-cukrzycy-,138,36619,1,1.html

**Physiological and Lifestyle Traits of Metabolic Dysfunction in the Absence of Obesity**
https://www.esi.academy/wp-content/uploads/Delgados-obesos-Physiological-and-Lifestyle-Traits.pdf

# 以健康為目標的新減重思維

　　肥胖的確會增加慢性疾病和死亡的風險，如果真的是肥胖或是體脂肪過多想要減重，該減多少才夠，又該要如何減？大家都知道，減少體內過多的脂肪可以改善許多慢性疾病及其併發症，即使只是減輕一些體重也有助於改善健康，而且根據適應點理論，體重會受到遺傳、環境、飲食和生活型態等等因素的影響，所以並不一定要追求所謂的正常體重。因此，以健康為目標來減重，既符合長遠效益，也能保持最適合自己的外在體態。

### 體重的設定點和適應點理論

因為遺傳的因素，每個人的體重會有一個天生的定點，不易因為外在影響而改變，就稱為「設定點」（set point）。但是後來研究發現，這個定點會受到體況、環境、社會、生活型態（工作、睡眠、飲食、活動）各種因素的影響而調節，就稱為「適應點」（settling point）。

## 關鍵不在脂肪太多，而是肌肉太少

對於覺得自己太過肥胖而想要減重的人，如果 BMI 落在「過重」，甚至是「輕度肥胖」的區間，也就是以台灣的 BMI 標準來看低於 30 的人，先不用急著用節食來減重，重點不是在於體重，而是身體組成。

身體組成有什麼問題呢？如果這時候的體脂率在正常範圍內，也就是男性在 15-25%，女性在 20-30% 時，就不用擔心體重。事實上，BMI 可以過重而體脂率仍維持在正常範圍的人，通常有從事規律的阻力訓練來增加肌肉量，有些甚至是為了運動表現的目的而特別增重。

但是比較常見的狀況，不只 BMI 超過正常，連體脂肪也是，這就表示要用節食來消除脂肪嗎？且慢，用身體組成雙成分模型來看，體脂肪過高通常就表示瘦體重可能過低，也就代表著肌肉量太少，這時

候如果貿然節食減重，也許可以減掉過多的體脂肪，但同時也減掉了肌肉量。要知道，練回減掉的肌肉量比回復體脂肪困難得太多了。

在這種體況下想要促進身體健康，節食減重不是最佳的選擇，打破靜態生活、增加身體活動、調整生活作息絕對是最重要的行動。飲食的部分除了改善食物的內容和組成之外，節食就沒有那麼必要，而且隨著活動量的增加，反而可能需要吃得更多、攝取更多的熱量。

如果不以節食和減重為目標，而是把重點放在增加活動量和適當的阻力訓練，加上足夠的營養、熱量和睡眠來促進恢復，雖然這樣體重不見得會減輕，甚至還可能會增加，但是能夠改善身體組成、增加肌肉量，外觀體態也會變得更加好看。更重要的是，既然不是以減重為目標，自然也不用擔心會不會有復胖的問題。

「吃飽、睡好、多動」才能維持健康的新陳代謝，過度強調節食和減重，會忽略了體重控制的最終目的是為了促進身體健康，獲得良好體態只是附加價值。節食也許可以達到一時的減重效果和某些短期的健康益處，但過多和過長時間的節食和熱量攝取不足，可能會對身體健康造成長期的負面影響，也就是相對能量不足症候群（relative energy deficiency in sport, RED-S）。所以為了健康，飲食是要控制，體重是該控制，但是絕非單純的嚴格節食和熱量赤字，也不是按照死硬的 BMI 標準，更不是追求世俗一時的審美流行。在良好的生活型態、均衡的飲食、充足的活動、適當的訓練之下，自然舒服維持的體重，才是屬於你自己健康且理想的體重。

## 減重要減多少，該減多快？

過多的脂肪會堆積在腹部（內臟脂肪）和其他的非脂肪組織（異位脂肪），也就是肥胖會造成慢性發炎和胰島素組抗的主要原因，長期下來就會導致各種慢性疾病。好消息是，當在減重時這些脂肪會先被消耗掉。研究顯示，減重 5% 時內臟脂肪會減少 9%，減重 16% 時內臟脂肪可以減少 30%。肝臟脂肪更為明顯，減重 16% 時可以減少多達 65% 的肝臟脂肪。研究也顯示，只要減輕 5% 的體重就可以增加胰島素敏感性和改善糖尿病，也能改善血脂異常和高血壓。當然，額外的減重也許能帶來更多的健康益處，但也不需要強求 BMI 一定要在正常範圍。

減重需要減掉多少因人而異，而且評估的標準應該是用相對的百分比而不是絕對的重量，較重的人當然就會減掉較多的重量。希望能夠快速的大量減重是不切實際的期望，不幸的是減重廣告通常會使用「一個星期就能減掉 XX 公斤」和「減重前後的對比照片」來宣傳強化這一個想法。減重能夠成功的關鍵在於合理的期望和可以長期實行的方法，從而安全的改善健康狀況。

經由特定的時間間隔來設定目標，一般而言 3 個月的目標是減重5%，6 個月是 10%。也就是對於 100 公斤的肥胖患者，希望能在 3 個月時減少 5 公斤，在 6 個月時減少 10 公斤。只經由改變生活方式和飲食習慣的減重，通常會在 6 個月時達到瓶頸，現在有些藥物可以幫忙達到更多和更長的減重效果，甚至到 1 年減重 15-25% 以上。

　　減重的目的是減掉多餘的體脂肪，盡可能多保留肌肉量，減重時從事阻力訓練會有幫助，但在快速減輕體重時要特別小心，因為肌肉量常常也會跟著流失，尤其是老年人，這也是減重時要盡力避免的。

參考資料和延伸閱讀 ─────

**How much weight does my patient need to lose?**
https://www.mdedge.com/cardiology/article/257322/preventive-care/how-much-weight-does-my-patient-need-lose

## 減重一定要做阻力訓練

　　老年人過度肥胖會導致身體功能的下降和衰弱，但是減重的同時又可能會加速肌肉和骨質的流失。很多人會想依靠各種運動來消耗更多的能量，希望能夠更容易的達到熱量赤字和減重的目的，所以會爭論哪種運動方式對於減重最有幫助。實際上，無論是有氧活動還是阻力訓練，對於減重效果的影響都不大。所以這樣減重時都不需要運動了嗎？當然不是這樣，身體活動和運動訓練的目的，並不只是單純為了消耗能量和減輕體重，而是不同的活動方式會對身體造成不同的壓力刺激，讓身體產生不同的健康適應，例如有氧活動能增進心肺適能，阻力訓練能增加肌力、肌肉量。

　　研究顯示，肥胖老年人在減重時合併有氧活動和阻力訓練，對於身體功能的改善是最有幫助的。如果只單做一樣，則阻力訓練除了在改善心肺適能的效果上略遜於有氧活動之外，其他在減緩肌肉量和骨

質流失，以及增加肌力上都是大勝有氧活動。而單做有氧活動雖然看起來對於身體功能的改善和阻力訓練差不多，但是肌肉量和骨質的大量流失，長期可能會使得身體更加衰弱。

所以老年人要減重，一定要做阻力訓練，千萬不能只做有氧活動。還有老年人不要亂減重，根據肥胖悖論，老年人的體重標準要比年輕人稍寬一些，比起體重略為過重，體重過輕或體重正常的老年人，反而較可能有肌少症和骨質疏鬆症的風險。

參考資料和延伸閱讀

**Aerobic or Resistance Exercise, or Both, in Dieting Obese Older Adults**
https://www.nejm.org/doi/full/10.1056/NEJMoa1616338

不只是老年人，年輕人減重也會減掉肌肉量，尤其是熱量赤字越大、減重越快速的方式，肌肉量也會跟著減掉越多，而且不只肌肉，骨質也會跟著流失。減重時只配合有氧活動並無法減緩這種狀況。

研究顯示，體重減少的速度和程度，只跟熱量赤字多少有關，跟用什麼方法無關，而且**不管用什麼方法減重，都會同時減掉脂肪和肌肉**。目前的研究結果大多指出，減重時要同時達到增肌和減脂的目標，通常難以達成。

至於骨質密度，有研究顯示，體重減少 10% 時骨質會減少 1-2%，而且**用低熱量飲食在短時間內快速減重，會讓骨質流失得更快更多。**

雖然有研究認為衝擊性的耐力運動，例如跑步，對於骨質密度會有些微的益處。而沒有衝擊性的耐力運動，例如騎自行車、游泳，則可能對於骨質密度會有負面的影響。

人體的肌肉量和骨質，約在 20-30 歲左右到達顛峰，在 40 歲之後開始逐漸衰退，而在 50-60 歲之後更是加速流失，尤其是女性過了更年期。所以沒有把握在年輕時增加肌肉量和骨質，反而為了減重而造成肌肉量和骨質的流失，其實是得不償失。如果真的需要減重，除了有氧活動外，**一定要搭配阻力訓練**，才能減少在減重期間的肌肉量和骨質流失。

另外要注意的是，用低熱量飲食減重，在初期的效果雖然非常快速，但也很快就會達到瓶頸。人體會因應熱量攝取的多寡而產生代謝適應，不管多大的熱量赤字，最終還是能夠達到能量平衡，這過程犧牲的就是身體健康。而且在無法長期維持低熱量飲食的情況下，復胖是指日可待。

參考資料和延伸閱讀 ────────────

Calorie Restriction and Bone Health in Young, Overweight Individuals
https://www.ncbi.nlm.nih.gov/pmc/articles/PMC2748345/

Effect of Aerobic or Resistance Exercise, or Both, on Bone Mineral Density and Bone Metabolism in Obese Older Adults While Dieting: A Randomized Controlled Trial
https://www.ncbi.nlm.nih.gov/pmc/articles/PMC7064383/

## 真的不能減脂同時又增肌嗎?

前面提到,大多數研究結果發現,減重時要同時達到增肌和減脂的目標,通常難以達成。因為在增肌階段必然會有一定程度的脂肪增加,而在減脂階段必然會有一定程度的肌肉流失。但嚴格說起來,同時的增肌和減脂還是有可能發生,但通常只出現在剛接觸阻力訓練的初學者或肥胖者。這被稱為身體重組(body recomposition),也就是維持足夠的熱量攝取或只有些微的熱量赤字,再配合阻力訓練和攝取較多的蛋白質,這樣也許體重並沒有減少,但是就能夠達到增肌減脂的目的。

雖然體重沒有減少,看起來不算「減重」,可是不要忘了,我們的目標是減少過多脂肪對於身體健康所造成的危害,以及增加肌肉來促進身體的活動功能,也就是以健康為目標來改善身體組成,而不是只為了追求體重數字的減少。

參考資料和延伸閱讀 ───

**Body Recomposition: Can Trained Individuals Build Muscle and Lose Fat at the Same Time?**
https://journals.lww.com/nsca-scj/fulltext/2020/10000/body_recomposition__can_trained_individuals_build.3.aspx

**Can You Lose Fat and Gain Muscle at the Same Time?**
https://macrofactorapp.com/recomposition/

# 基礎／靜息代謝率和估算 TDEE

在討論飲食的熱量攝取和控制時，有幾個重要的名詞要先定義和說明，分別是基礎代謝率（basal metabolic rate, BMR）、靜息代謝率（resting metabolic rate, RMR）、每日總能量消耗（TDEE）、和身體活動程度（PAL）。

BMR 是人體在靜止狀態下維持重要器官功能所需的最低能量，測量條件較為嚴格。受試者在測量前和測量期間要完全休息，通常在睡眠 8 小時後的早上進行測量，受試者要靜臥，完全清醒，禁食至少 10-12 小時，並且沒有情緒壓力。測量的環境應該要維持在 22-26° C，以避免身體的溫度調節會對測量的結果造成影響。

RMR 就只是人體在靜臥休息時所消耗的能量。BMR 和 RMR 雖然常常被當成同義而混用，但是實際上 RMR 會比 BMR 高約 10-20%。

一整天身體全部消耗能量的估算方式，就是用 BMR 乘上 PAL，就能得到 TDEE。對於有慢性疾病或急症在治療中的族群，例如感染、癌症或外傷，估算 TDEE 還要再乘上壓力係數（stress factor），因為身體對付疾病和修復組織需要額外的能量消耗。而懷孕或哺乳中的婦女，也同樣需要更多的能量。

**即： TDEE = BMR × PAL × 壓力係數**

完全臥床的 PAL 是 1.2，大多時間坐著加上偶爾走動的靜態生活 PAL 就會達到 1.4-1.5。而人體熱量攝取能力的上限是 PAL 2.4 左右，約是每天 4,000-5,000 大卡，也就是每天能量可以消耗的上限。有些耐力運動員可以短期突破這個限制，PAL 達到 4 以上，但是要有特別的訓練和補給方式，而且無法長期維持。

一般人不可能去測量 BMR 或 RMR，而各種公式計算出來的數值對於每個人也有很大的誤差，可能高達好幾百大卡，更不用說 PAL 根本也是憑感覺胡亂猜測，這樣估算出來 TDEE 的準確度可想而知。所以估算 BMR／RMR／TDEE 很重要嗎？做到充足的身體活動和均衡的健康飲食，都比糾結那些數據重要得多。

**表 3-2　各種生活型態的身體活動（能量消耗）程度**

| 生活型態 | 族群 | PAL |
|---|---|---|
| 完全靜止（臥床或坐著完全不動） | 無法自由活動的衰弱老人 | 1.2 |
| 坐著的工作，不需要走動，也沒有休閒活動 | 辦公室職員 | 1.4-1.5 |
| 坐的工作，偶爾需要走動，但是幾乎沒什麼休閒活動 | 駕駛、學生 | 1.6-1.7 |
| 大部分站立或走動的工作 | 銷售員、服務生 | 1.8-1.9 |
| 粗重勞動的工作或非常活躍的休閒活動 | 建築工人、農民、運動員 | 2.0-2.4 |
| PAL 2.4 所消耗的能量，幾乎是人體熱量攝取的上限，經過特別的訓練也許可以短期突破這個限制，但是無法長期維持。 | | |

表 3-3　不同疾病狀況的壓力係數

| 疾病狀況 | 壓力係數 |
| --- | --- |
| 一般內科疾病 | 1.1-1.2 |
| 一般外科手術 | 1.1-1.4 |
| 癌症 | 1.1-1.4 |
| 一般外傷 | 1.2-1.4 |
| 嚴重感染或敗血症 | 1.3-1.4 |
| 嚴重燒燙傷 | 1.4-1.6 |
| 病危、重大外科手術或嚴重外傷 | 1.6-1.8 |

　　還有另一種估算 TDEE 的方式，就是使用「能量可用性」（energy availability, EA）。EA 表示用來維持基本生活（靜態生活）的能量，再加上額外身體活動（例如勞動或運動）時所消耗的能量，就是身體所需的總能量。反過來說，攝取的熱量扣掉額外身體活動時所消耗的能量，剩下來維持基本生活的能量的就是 EA。

**TDEE = EA × 除脂體重（FFM）＋ 身體活動能量消耗**

　　一般建議每公斤 FFM 每天的 EA 為 40-45 大卡，也就約是 BMR 乘上 PAL 1.4-1.5（靜態／閒適生活）。如果 EA 低於 30 大卡，就是「低能量可用性」（low energy availability, LEA），會造成全身性的健康問題，也就是相對能量不足症候群（RED-S）。這在女性會較為明顯，

因為有月經週期紊亂可以觀察得到，但在男性身上 EA 可能要低達 10 大卡才會出現症狀。

這種估算方式要怎應用？舉例來說，體重 70 公斤、體脂率 20% 的成人，FFM 約為 56 公斤，EA 用 40 來計算的話，一整天沒什麼身體活動的靜態生活 TDEE 約為 2,240 大卡。如果當天額外增加了 2 小時的中強度（5 METs）身體活動，約是再多消耗了 700 大卡，則這個人的 TDEE 就約是 3,000 大卡。以 70 公斤體重的 BMR 約為 1,600 大卡來計算，靜態生活所消耗的 2,240 大卡，就約是 PAL 1.4，而加上 2 小時中強度身體活動後的 3,000 大卡，就約是 PAL 1.8。

反過來看，以同樣體重 70 公斤、體脂率 20% 的成人，一天之中額外增加了 2 小時的中強度身體活動，但是當天只吃了 2,000 大卡的熱量，所以扣掉額外身體活動所消耗的 700 大卡之後，他只剩下 1,300 大卡用於維持基本生活，除以 FFM 56 公斤，EA 只有約 23，顯然過低。

## 參考資料和延伸閱讀

**Human energy requirements**
https://www.fao.org/3/y5686e/y5686e.pdf

**Most metabolic rate prediction equations are bad when weight is stable, and worse when it isn't**
https://www.strongerbyscience.com/research-spotlight-metabolic-rate-prediction/

**國人膳食營養素參考攝取量及其說明 第七版（100 年修訂）- 熱量**
https://www.hpa.gov.tw/Pages/ashx/File.ashx?FilePath=~/File/Attach/725/File_9139.pdf

**Back to basics: estimating energy requirements for adult hospital patients**
https://www.researchgate.net/publication/229807377_Back_to_basics_Estimating_energy_requirements_for_adult_hospital_patients

**Nutrition Recommendations in Pregnancy and Lactation**
https://www.ncbi.nlm.nih.gov/pmc/articles/PMC5104202/

# 熱量赤字 vs. 均衡飲食

## 熱量赤字會造成代謝適應

既然沒有辦法計算和控制熱量赤字,所以要怎麼樣才能減重?影響體重的因素有很多,包括基因、體況、環境、社會、生活型態(工作、睡眠、飲食、活動)等等。身體隨著各種因素的變化,會為了達到能量平衡而將體重調整到一個定點,這就是「適應點理論」,當然這只是體重調控的假說之一,而且背後的生理機制仍待研究釐清。

所以改變熱量攝取(熱量赤字)的確會造成體重的變化,但是並不是缺多少熱量就減多少體重那麼簡單。不可能每天熱量赤字 500 大卡,就預估 1 年後可以減掉 20 多公斤的體重。而是熱量赤字(飲食變化)讓體重降低(調整)到達新的定點,不會因為維持一樣的熱量赤字就可以讓體重無限制的一直降低。

有一篇研究是針對限制進食時間(例如最近風行的 16-8)對於減重效果的影響,最後的研究結果顯示,在相同的熱量限制下,無論有沒有限制進食的時間,減重的效果都差不多。看到研究結果後,很多人認為熱量赤字才是減重的王道,有沒有限制進食的時間根本沒差。

但是當你只看到減重的效果,有沒有注意到另一件可怕的事情?所有的受試者,男性每天吃 1,500-1,800 大卡,女性吃 1,200-1,500 大

卡，大約是 75% 的 TDEE，這樣的熱量赤字大約是 400-600 大卡。研究中受試者的 TDEE 是用估算的，並沒有用雙重標記水（doubly labeled water）實際測量。而根據龐策博士（Herman Pontzer）的研究，一般男性平均的 TDEE 約 3,000 大卡，女性約 2,500 大卡，所以真正的熱量赤字可能高達 1,000 大卡以上。

## 雙重標記水是什麼？

水中的氫和氧被同位素部分取代，用以標記和追蹤，可以在不干擾生物體的活動下準確測量能量消耗。

更重要的是，體重只在前 3 個月快速下降，然後在 6 個月時到達瓶頸，在 9 個月時開始反彈。這符合龐策博士的研究結果，身體只要幾個星期到幾個月就會因為代謝適應而產生能量代償，為了因應熱量赤字而減少了能量消耗。隨著體重下降速度趨緩，表示實際的熱量赤字逐漸減少，當體重穩定之後身體已代償到能量平衡，沒有熱量赤字了。所以熱量赤字沒有辦法計算和控制，只能由體重的變化來觀察。

以在 6 個月時平均減重約 9 公斤（脂肪約 7 公斤，瘦體重約 2 公斤）來看，減少的體重對於 BMR 的影響才區區減少幾十大卡（脂肪每公斤 4.5 大卡，肌肉每公斤 13 大卡），身體是如何代償開始實驗時的 400-600 大卡，甚至可能多達 1,000 大卡的熱量赤字？

　　這就回到龐策博士「限制型總能量消耗模型」（constrained total energy expenditure model）的重點，不是關心熱量赤字對於減重的效果，而是關心能量代謝變化對於健康所造成的影響。這也是為什麼強調除了「多動」還要「吃足」，因為熱量攝取不足和能量消耗增加會產生加成的影響。

　　所以為什麼要計算能量消耗和熱量攝取？最重要的目的並不是為了製造熱量赤字來減重，而是要確保攝取足夠的熱量讓身體可以維持活動和促進恢復，以避免能量不足所造成的健康問題。

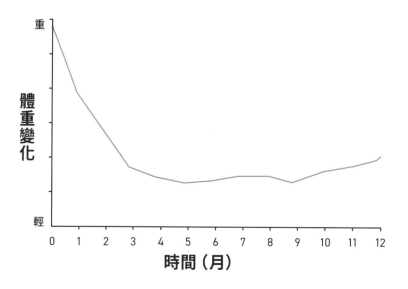

**圖 3-4**　飲食熱量限制的研究結果顯示，體重只有在前 3 個月快速下降，然後在 6 個月時到達瓶頸，在 9 個月時開始反彈。這符合龐策博士的理論，身體只要幾個星期到幾個月就會因為代謝適應而產生能量代償。

要快速減重很簡單，重點是要如何長期維持和兼顧健康。減重不是靠無法控制的熱量赤字，而是要讓體重可以在良好舒適的生活型態下找到新的適應點。**所有強硬的減重手段都將會打回原形，甚至還可能會反撲，造成脂肪的過度反彈。**

參考資料和延伸閱讀

Set points, settling points and some alternative models: theoretical options to understand how genes and environments combine to regulate body adiposity
https://www.ncbi.nlm.nih.gov/pmc/articles/PMC3209643/

Calorie Restriction with or without Time-Restricted Eating in Weight Loss
https://www.nejm.org/doi/full/10.1056/NEJMoa2114833

## 均衡健康的飲食方式

不需要去計算飲食的熱量，並不表示就無法控制飲食，想要控制飲食，最重要的就是先認識食物的種類和分量。很多人連吃了什麼也不知道，吃了多少也不清楚，更遑論要飲食控制了。

在國民健康署的「每日飲食指南」中，定義「均衡營養」是指**每天要由飲食中獲得足夠身體所需的各種營養素，而且攝取與消耗的熱量要能夠達到平衡，這是維持健康的基礎。**

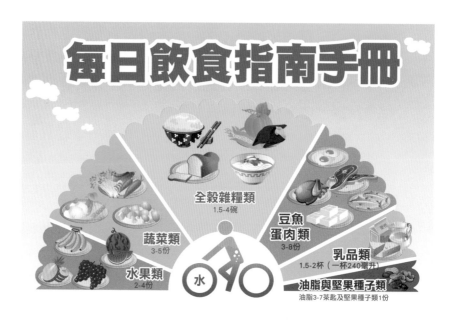

這份飲食指南中，將食物分為全穀雜糧類、豆魚蛋肉類、乳品類、蔬菜類、水果類、油脂與堅果種子類共 6 大類，每類食物提供不同的營養素，都要吃到建議量。在三大巨量營養素方面，建議蛋白質占每日總攝取熱量的 10-20%、脂質占 20-30%、醣類（碳水化合物）占 50-60%，而其中精製糖不要超過 10%。

實際上要怎麼執行呢？可以參考國民健康署「我的餐盤」的口訣來記憶：每天早晚 1 杯奶、每餐水果拳頭大、菜比水果多一點、飯跟蔬菜一樣多、豆魚蛋肉 1 掌心、堅果種子 1 茶匙。用這樣的分量來當作基準，再觀察體重的變化來增減分量，如果想減重就少吃一點，如果想增重就多吃一點。不管是想要減重還是增重，體重的變化都不要太快，控制每星期的增減在 0.5 公斤以內。體重減太快表示吃太少，

這樣不但會減掉肌肉，而且過多的熱量赤字也會對健康造成不良的影響。體重增太快則表示吃太多，增加的大多可能是脂肪而不是肌肉。

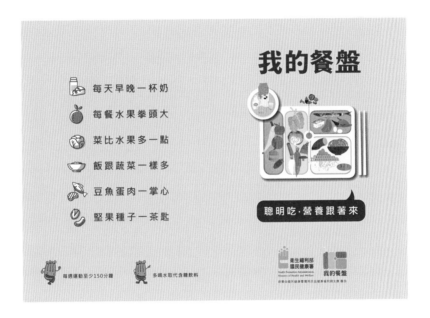

所以飲食控制的目的並不是為了減重，而是為了攝取均衡足夠的營養，維持適當的體重和身體組成，以促進身體健康。多吃少動雖然是造成肥胖的主要原因，但是重點不在於把多吃變成少吃，而是要把少動變成多動。研究顯示，增加身體活動比節食更能消除內臟脂肪，而且就算體重沒有減輕，增加活動量也能改善身體組成和健康。隨著活動量的增加，更要適當的補足燃料，尤其是碳水化合物的補充，因為葡萄糖是維持身體健康和運動表現最重要的能量基質。不需要過度恐糖，問題不在於糖，而是有沒有利用糖當作能量來源的條件，也就是有沒有足夠的身體活動和代謝能力。

　　一般建議每天碳水化合物的基本攝取量為每公斤體重 3-5 克，取中間值 4 克，並以體重 70 公斤的成人來看，每天就要攝取 280 克，也就是 1,120 大卡。體重 70 公斤成人的 BMR 約 1,600 大卡，靜態生活的 PAL 為 1.4，所以 TDEE 就是 2,240 大卡左右，這樣碳水化合物攝取的熱量就占 TDEE 的 50%，符合衛福部國民健康署每日飲食指南的標準。

　　但是隨著活動量的增加，為了補足消耗的熱量，就要攝取更多的碳水化合物。如果一天有 1 小時的中強度身體活動，就要吃到每公斤體重 5-7 克，如果一天有 1-3 小時的中 - 高強度身體活動，就要吃到每公斤體重 6-10 克，如果一天有 4-5 小時的中 - 高強度身體活動，就要吃到每公斤體重 8-12 克。另外，可以依照活動強度高低和活動時間長短在活動當中適時補充，維持體內有足夠的碳水化合物可以利用。所以計算吃多少的營養素，並不是為了節食，而是要避免吃得太少、補充不足而影響到運動表現和身體健康。

| 身體活動量 | | 碳水化合物建議攝取量<br>（每公斤體重 / 每日） |
| --- | --- | --- |
| 輕度 | 低強度活動 | 3-5 克 |
| 中度 | 中強度活動 1 小時 | 5-7 克 |
| 高度 | 中 - 高強度活動 1-3 小時 | 6-10 克 |
| 非常高 | 中 - 高強度活動 4-5 小時 | 8-12 克 |

　　體重和食慾是很複雜的生理機制，尤其是大腦和內分泌系統的各種調控作用，並不是單單靠著意志力就能夠改變。如果適當的飲食控制仍然無法減輕體重，可能是生理或心理疾病造成的肥胖，這時請尋

求醫療專業諮詢，也許需要借助藥物或手術的介入，而不是隨便參照各種亂七八糟的極端減重飲食方法，也不是聽信網紅推銷花大錢買蛋白粉代餐或拚命追求熱量赤字。

參考資料和延伸閱讀

**每日飲食指南手冊**
https://www.hpa.gov.tw/Pages/EBook.aspx?nodeid=1208

**我的餐盤手冊**
https://www.hpa.gov.tw/Pages/EBook.aspx?nodeid=3821

**Dose-response effects of exercise and caloric restriction on visceral adiposity in overweight and obese adults: a systematic review and meta-analysis of randomised controlled trials**
https://bjsm.bmj.com/content/early/2023/01/19/bjsports-2022-106304

**Position of the Academy of Nutrition and Dietetics, Dietitians of Canada, and the American College of Sports Medicine: Nutrition and Athletic Performance**
https://pubmed.ncbi.nlm.nih.gov/26920240/

美國心臟協會（AHA）在 2021 年提出降低心血管風險的飲食指引，包括調整熱量的攝取和能量的消耗以維持健康體重，多吃水果和蔬菜，選擇全穀物製品而不是精製穀物，選擇健康的蛋白質來源（植物、海鮮、低脂或脫脂乳製品、瘦肉），使用液體植物油（不飽和脂肪，例如大豆油、橄欖油等等），選擇較少加工的食品，減少糖類、鹽分和酒精的攝取。

另外要注意的是，雖然素食（植物性飲食）有其健康益處，但並不是素食就一定百益無害，食物選擇的局限可能會造成營養不良，而過度加工和品質不佳的素食也會對健康造成不良的影響。此外，標榜「天然」「有機」的食品也不總是健康，更多時候可能只是商業噱頭。

　　研究顯示，地中海飲食和低脂飲食可以減少心血管疾病和其他慢性疾病的風險和死亡率，包括心肌梗塞和腦中風。其實效果差異很小，所以並不需要在這上面浪費太多時間和金錢。盡量減少過度加工食品，可以長期維持適當體重的飲食方式，就是最好的飲食方式。

　　雖然現在的健康飲食推崇要天然、有機，盡量減少加工，但是慣行農法和加工食品有其必要性，尤其要滿足地球上龐大人口的糧食需求，並非大家所認為的如此十惡不赦，重點在於不要過度，並且依照自己的體況和需求加以利用。

參考資料和延伸閱讀

2021 Dietary Guidance to Improve Cardiovascular Health: A Scientific Statement From the American Heart Association
https://www.ahajournals.org/doi/10.1161/CIR.0000000000001031

Association of Healthful Plant-based Diet Adherence With Risk of Mortality and Major Chronic Diseases Among Adults in the UK
https://jamanetwork.com/journals/jamanetworkopen/fullarticle/2802814

Comparison of seven popular structured dietary programmes and risk of mortality and major cardiovascular events in patients at increased cardiovascular risk: systematic review and network meta-analysis
https://www.jandonline.org/article/S2212-2672(15)01802-X/abstract

# 限制熱量攝取會讓身體弱化

　　也許有人會說，有不少的研究顯示，節食和限制熱量攝取可以改善粒線體的數量和功能，增進代謝能力，減少罹患慢性疾病的風險，也有助於細胞自噬，可以促進組織的修復和再生，進而延緩老化和增長壽命。是的，沒有錯，短期的限制熱量攝取的確有些健康益處，但

是不要忘記這些研究的結論都來自於實驗室中的數據，在實驗室中被照顧良好的實驗動物，不必面對疾病和傷害，而且壽命比人類短得許多。這樣的研究結果要直接套用在現實世界中，時時面對外來的威脅和壓力，且壽命長達數十年的人類身上，顯然很有問題。

試想，長達一輩子的限制熱量攝取會造就虛弱的身體，沒有足夠的生理儲備將無法對抗傷病，也許理論上的壽命會延長，但是實際上卻容易因為傷病而失去獨立自主的生活能力，甚至更容易造成失能和死亡。本書一直強調的肥胖悖論，說明略為過重或肥胖的老年人，在遭遇傷病時反而死亡率較低，而且因為人體的代謝適應能力，限制熱量攝取的時間越長則效果越差、飢餓感越嚴重，最終將會失控而反彈，所以長期限制熱量攝取並不可行。此外，節食除了限制熱量（巨量營養素），也減少了微量營養素的攝取，會對健康造成不良的影響。

限制熱量攝取也許有些短期的健康益處，但是長期來看卻是身體弱化的過程，只有運動訓練可以讓人體向上適應，才能變得更強壯更有生活品質。因此要追求的不單單只是長壽，更重要的是生活品質，不但要活得久，更要活得好。

參考資料和延伸閱讀

**As far as we know, the fountain of youth is boring**
https://www.strongerbyscience.com/research-spotlight-fountain-of-youth/

**Impact of fasting on the AMPK and PGC-1α axis in rodent and human skeletal muscle: A systematic review**
https://www.sciencedirect.com/science/article/abs/pii/S0026049523003724

## 相對能量不足症候群

　　熱量攝取不足會造成全身性的健康問題,包括荷爾蒙異常和骨質流失,尤其容易發生在長距離耐力運動員的身上。因為女性荷爾蒙異常所造成的月經紊亂較容易被觀察到,因此以往稱之為女性運動員三合症(female athlete triaid),但是現在知道在男性身上也會發生,所以改稱為相對能量不足症候群(RED-S)。RED-S 會影響許多的生理功能,包括免疫、代謝、內分泌、骨骼、心血管和心理狀況等等,造成恢復不良和慢性疲勞,以及增加感染和傷病的風險,最終會妨礙到身體健康和運動表現。

　　骨質密度的峰值約在 20-30 歲左右,而 RED-S 對於骨骼健康的不良影響很可能不可逆轉,因為骨骼微結構已經受損,骨骼結構的變化會增加應力性骨折的風險。雖然阻力訓練對於刺激骨質增生的效果最好,但是也有研究認為,跑步因為會對下肢產生衝擊力,也有增加下肢骨質的效果。但是在一項使用電腦斷層測量脛骨骨質的研究結果顯示,相比於對照組,雖然跑者脛骨髓質骨的骨小樑密度和結構優於對照組,可是脛骨皮質骨的孔隙率卻明顯增加,這表示微結構的惡化,而且脛骨皮質骨的骨質密度也顯著降低。皮質骨是骨骼承受應力的位置,這也解釋了為什麼跑者容易發生應力性(疲勞性)骨折。所以跑步可以增加下肢骨質、預防骨質疏鬆,可能只是假象,尤其是在刻意限制熱量攝取的情況下。

　　RED-S 的根本問題就是熱量攝取不足,飲食的熱量攝取和身體活

動的能量消耗之間無法配合，導致身體的能量需求沒有被滿足，講白話一點就是吃得不夠多，無法維持最佳的身體健康和運動表現。所以問題的重點在於沒有攝取足夠的熱量來補充所消耗的能量，也就是沒有適當的為引擎「補充燃料」（fueling）。在飲食熱量不足的情況下，如果再加上減少碳水化合物的攝取，會讓問題雪上加霜。更不說有些人為了達到纖瘦的體態標準，以及某些專項運動員為了在更有利的量級或追求更好的表現，無所不用其極的節食減重，完全忽視足夠熱量和營養才是維持身體健康和運動表現的根本方法，甚至可能因此產生其他飲食行為的問題和疾病。

要注意的是，運動訓練的適應並不是在訓練當下產生，而是在訓練之後，有足夠的能量和恢復，才能產生向上適應。如果吃得不夠無法恢復，不但不會向上適應，還可能會導致過度訓練，對身體健康和運動表現造成不良的影響。事實上，RED-S 和過度訓練，常常只是一體的兩面，這也就是一再強調吃足的重要性。

RED-S 並沒有明確的診斷標準，而治療 RED-S 的方法就是多吃一點增加熱量攝取，以及減少一些身體活動／訓練量。建議每天要比之前多吃 300-600 大卡，包括足夠的蛋白質和碳水化合物，另外也可以補充鈣質和維生素 D 來促進骨質健康。

**計算熱量的目的，是要讓你知道吃多少才能補足能量消耗，才能有適當的恢復，不會因為長期的能量不足而造成健康問題，而不只是為了針對熱量赤字來減重。**

## 參考資料和延伸閱讀 ─────────────────

**The IOC consensus statement: beyond the Female Athlete Triad──Relative Energy Deficiency in Sport (RED-S)**
https://bjsm.bmj.com/content/48/7/491

**2023 International Olympic Committee's (IOC) consensus statement on Relative Energy Deficiency in Sport (REDs)**
https://bjsm.bmj.com/content/57/17/1073

**Bone density loss in lean male runners parallels similar issue in women**
https://www.mdedge.com/endocrinology/article/255594/osteoporosis/bone-density-loss-lean-male-runners-parallels-similar

**The Connections Between Overtraining and Underfueling**
https://www.trailrunnermag.com/training/trail-tips-training/the-connections-between-overtraining-and-underfueling

# 限制型總能量消耗模型

　　跟其他的人猿相比，人類具有較大的大腦、較長的幼年期、較多的下一代和較長的壽命。在人猿之中，人類算是異類，根據體重調整後，人類每天所消耗的能量要比其他人猿多 20-60%。而男性人類的脂肪量是其他雄性人猿的 2 倍，女性是其他雌性人猿的 3 倍。

　　這麼多的脂肪量是隨著我們更快的新陳代謝進化而來，脂肪組織消耗較少的能量，並且可以提供能量儲存。比起其他猿類，我們可以更快將食物和脂肪儲存轉化為能量，這種能力帶來了重要的回饋，也就是可以提供更多的能量給大腦，以及餵養和保護幼年期較長的後代。

人體所消耗的能量必須要有所取捨，就是在活動、繁殖、壓力、傷病和重要生理活動之間的分配，所以增加身體活動並不見得會消耗更多的能量。在非洲活躍的狩獵採集者每天所消耗的能量，並沒有比在城市久坐的辦公室員工更多。狩獵採集者的身體為了因應更多的活動，會減少其他不易察覺的生理活動所消耗的能量，例如發炎或壓力反應。所以身體活動並沒有增加每天的能量消耗，而是改變了消耗能量的分配方式。

其他對於馬拉松的研究也支持這一論點，隨著跑者越跑越多，身體會減少其他的新陳代謝，把能量讓給額外的運動消耗。相反的，如果你是沙發馬鈴薯，你每天可能仍然消耗一樣多的能量，因為身體會將更多的能量用於非必要的生理活動，例如過高的壓力和發炎反應。

靠運動來減重是個過時的想法，增加身體活動不是為了減重，而是為了健康。活動量充足的人不容易肥胖是因為代謝功能正常運作，而且身體活動可以改變脂肪儲存的位置，並減少慢性疾病的風險。

身體每天可以消耗的能量似乎有一個強硬的限制，這取決我們消化食物並且吸收轉化為能量的速度。菁英運動員也許可以突破這個限制幾個月，但是不可能無限期地維持下去。為了在不突破能量限制的情況下提供大量身體活動所需的能量，身體會抑制其他的生理活動。這樣的調整會降低發炎和壓力反應，以保持能量消耗的平衡。而壓力和免疫反應也會增加能量的消耗，這些不易察覺的生理活動會影響到日常能量消耗的分配。

　　脂肪在人類演化的過程中提供了生存優勢，所以肥胖所產生的問題不全然出在於脂肪，而是因為現代生活缺乏身體活動，減少了脂肪代謝的能力。**不要以為靠飲食和身體活動就可以輕易的操弄熱量赤字來達到減重的目的，身體會自動的平衡回來，而且會影響到很多不易察覺的生理活動。**人體的熱量吸收能力和恢復能力有其上限，所以也不要無限制的增加活動量，除了有形的身體活動，無形的負荷如疾病、心理壓力，也會增加身體能量消耗和降低恢復能力。

參考資料和延伸閱讀

THE CALORIE COUNTER
Evolutionary anthropologist Herman Pontzer busts myths about how humans burn calories——and why
https://www.science.org/content/article/scientist-busts-myths-about-how-humans-burn-calories-and-why

## 限制型總能量消耗模型是什麼？

　　身體活動可以減少總死亡率、心血管疾病、第二型糖尿病、癌症、精神疾病和認知能力減退。相反的，長時間缺乏身體活動的靜態生活會增加心臟代謝疾病和縮短壽命。長久以來，人們一直認為身體活動增加，每日總能量消耗（TDEE）也會跟著增加，而增加能量消耗是規律的身體活動所帶來的另一個益處。當然，在短時間內，身體活動會對能量消耗產生極大的影響，TDEE 通常也會在增加身體活動的最初幾個星期或幾個月內隨著增加。

　　儘管如此，在龐策博士以雙重標記水測量 TDEE 的研究顯示，無論生活方式如何，所有地球人的 TDEE 都差不多。多於中等程度的活動量對於 TDEE 並沒有太大影響，這也是為什麼靠運動減重的體重減輕幅度通常比預期要小，這代表運動後 TDEE 的增加比預期的還要少。

　　這種「能量代償」可以用限制型總能量消耗模型來解釋。這個模型假設人類會將 TDEE 維持在特定範圍，雖然身體活動所消耗的能量會有多寡變化，但是人體會配合調節其他的生理活動，以將 TDEE 控制在一定的範圍之內。

　　**能量代償又稱為「代謝適應」，是指生物體對於活動或攝食變化會作出行為或生理上的反應，因此減弱了這些變化對於能量消耗的影響**。這種代償可能需要幾個星期到幾個月時間才會發生，所以增加身體活動仍然會在短時間內增加能量消耗，直到發生代償。儘管如此，從長期來看活動量對於 TDEE 的影響很小。

　　在想要增加能量消耗的運動介入中，增加身體活動所產生的能量代償很常見，代償的程度因人而異，但是跟身體活動所增加的能量消耗成正比，也就是能量消耗增加越多則代償也就越大，而身體活動增加的能量消耗和飲食的熱量攝取限制，對於能量代償所產生的加成和交互影響，值得更加注意。

## 限制型總能量消耗模型和健康的關係

　　研究顯示，非運動身體活動的變化並不足以解釋能量代償的程度，其他非肌肉骨骼生理活動的變化對於能量代償也有貢獻。事實上，身體活動所增加的能量消耗對於全身的生理活動，包括免疫系統、下視丘 - 腦下垂體 - 腎上腺軸（hypothalamus-pituitary-adrenal axis, HPA axis）、 交 感 神 經 系 統（sympathetic nervous system, SNS）和生殖系統，都會產生抑制作用。身體活動增加所引起的生理活動向下調節對於人類具有重要意義，並且可能是一種身體活動影響健康的潛在機制。

　　限制型總能量消耗模型對於了解身體活動、新陳代謝和健康之間的關係也具有重要的意義。身體用來生長、繁殖和維護的基本資源有限，針對各種生理任務來分配和安排資源使用反映出進化的策略。我們可以將這種優先順序區分為「非必要」活動（即**過度活化的**生理活動）和「必要」活動（即**基本的**生理活動）。當資源受限時，這種優先順序最為明顯。

　　在限制型總能量消耗模型的框架下，TDEE 受到限制，增加身體活動的能量消耗會導致其他生理活動的能量消耗相應減少。能量代償策略是先減少非必要能量消耗，保留給必要的生理活動。但是隨著身體活動的增加，非必要能量消耗的減少會到達極限，更多的身體活動將導致必要生理活動的能量消耗減少，最終會影響到生存和繁殖。

在人類 200 萬年的進化史上，大量的身體活動才是常態，我們的生理功能是在節制非必要能量消耗的狀態下進化的。相較之下，在現代化的社會中，人類生活在飲食熱量充足和身體活動減少的狀態下，非必要生理活動長期處於過高活化的狀態，這在人類進化的過程中是前所未見的情況。

龐策博士的研究認為，身體活動會向下調節全身其他的生理活動。在適度的身體活動下，減少非必要能量消耗應該會對健康產生正面的影響。而在極大量的身體活動下，因為必要的基本生理活動受到妨礙，應該會對健康產生負面的影響。

## 免疫系統與活動量的關係

免疫反應特別消耗能量，在能量充足下，免疫反應會最大化。在能量壓力下，免疫反應會減弱，反應閾值會提高。發炎反應會隨著身體活動而產生變化，在身體活動時，發炎反應會隨著活動強度而增加，但是在活動後身體處於抗炎狀態，長期身體活動和良好的體適能，可以使發炎細胞因子保持較低的濃度。

身體活動時，皮質醇和正腎上腺素的濃度升高，也具有抗炎作用。身體活動也可以減少發炎細胞因子和脂肪因子的產生。降低發炎反應可能是身體活動有益於健康的機制之一，許多慢性疾病都與慢性發炎有關，包括心血管疾病、代謝疾病、癌症和失智症。身體活動還有助於緩解自體免疫疾病相關的發炎反應和症狀。

但是在過多的活動量下，免疫活動的向下調節可能會對健康產生負面的影響，因而降低身體抵抗感染的能力。

**HPA 軸和交感神經系統與活動量的關係**

下視丘 - 腦下垂體 - 腎上腺軸（HPA 軸）和交感神經系統是對生理和心理壓力產生反應的主要機制，經由分解能量儲存以及提高心率和血壓來增加能量可用性。HPA 軸和交感神經系統的急性活化（戰或逃反應）是應對短期挑戰和促進生存的重要機制。

然而 HPA 軸和交感神經系統的慢性活化與很多負面的健康影響相關，包括心血管疾病、肥胖和精神疾病。與發炎反應一樣，身體活動時皮質醇（由 HPA 軸觸發）和正腎上腺素（由交感神經系統觸發）的濃度會急性升高，但長期身體活動和良好的體適能，可以降低 HPA 軸和交感神經系統的反應和基礎值，而 HPA 軸和交感神經系統的反應鈍化，則與更好的心血管、代謝和心理健康相關。

**生殖活動與活動量的關係**

生殖本身就是一項消耗巨大能量的活動，生殖所消耗的能量不僅在懷孕和哺乳期間，還包括維持生殖準備和獲得配偶。在女性，卵巢和月經週期需要消耗能量以促進組織的生長和代謝。在男性，生殖準備和交配的能量消耗，包括產生精子、維持肌肉量和雄性間的競爭。

　　即使不會導致能量失衡和體重減輕的身體活動也會降低雌激素的濃度，並且減少健康女性的卵巢功能。在女性運動員中，過多的活動量與不規則的月經週期和無月經症相關，就算這些運動員處於體重沒有變化的能量平衡狀態。在男性，與發炎反應和 HPA 軸活性一樣，身體活動時的睪固酮濃度會升高，但是耐力運動員的睪固酮基礎值會降低，以及活動引起的睪固酮升高會鈍化。

　　當生殖激素的合成代謝和增殖作用過度活化，則規律身體活動所引起的向下調節可能有助於降低癌症風險。規律身體活動可以降低乳腺癌約 20-30%、前列腺癌約 10%、子宮內膜癌約 23-29%、和卵巢癌約 19%。但是過多的活動量會影響基本的生理活動，導致與過度訓練症候群相關的生殖系統抑制。

　　長期身體活動會向下調節免疫活動、HPA 軸和交感神經系統的活性和反應，以及生殖活動，這反映出在有限的能量之下，隨著身體活動增加能量消耗，會相對應減少生理活動的消耗。**因此限制型總能量消耗模型可以解釋適度的身體活動對於健康有正面的影響，但是過多的活動會產生負面的影響，這也解釋了一些研究中活動量和總死亡率之間的 U 形曲線關係。**

　　身體活動產生的抑制作用通常歸因於「能量壓力」或「攝取不足」，但是現代社會的飲食常常是熱量過剩，目前仍不清楚為什麼增加身體活動會導致能量壓力，除非 TDEE 受到限制。事實上，身體活動產生的抑制作用通常在體重穩定且熱量攝取足夠的受試者中很明

顯，觀察到的狀況與傳統的「累加型（additive）總能量消耗模型」
（TDEE 會隨著身體活動增加而線性增加，不會抑制其他的能量消耗）
不一致。

　　值得注意的是，增加身體活動所產生的全身抑制作用，在許多方
面都與限制飲食熱量攝取的結果相似。儘管限制熱量攝取和增加身體
活動可能涉及不同的機制，但兩者都反映了將 TDEE 與能量可用性互
相匹配的生理策略。而且，跟長期身體活動一樣，適度的熱量限制可
能有益健康，但是過度限制則會有負面的影響。

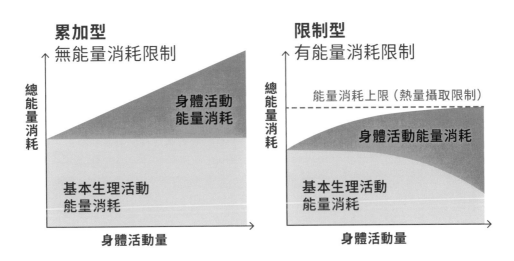

**圖 3-5**　傳統的累加型總能量消耗模型認為，隨著活動量的增加，能量消耗也會
隨之線性增加，但是研究發現人體的能量消耗有其上限，會因應熱量攝取的限制
產生代謝適應，讓熱量的攝取和能量的消耗互相匹配，而隨著身體活動的能量消
耗增加，最後會抑制基本生理活動的能量消耗。

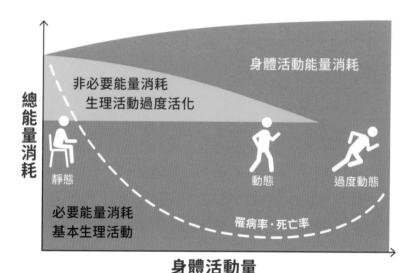

**圖 3-6** 人體的代謝適應會調節能量消耗，使之和熱量攝取相匹配。當攝取的熱量多於基本生理活動的必要能量消耗時，多餘的熱量會讓生理活動過度活化，對健康造成負面的影響。而增加身體活動的能量消耗可以避免生理活動過度活化，對健康產生益處。但是人體的熱量攝取並非沒有上限，取決於消化吸收能力，如果身體活動消耗的能量太多，剩餘的無法滿足必要能量消耗，就會抑制基本生理活動，對健康造成負面的影響。這就是為什麼活動量對於疾病罹病率和死亡率的關係呈 U 形曲線的可能解釋。

**參考資料和延伸閱讀**

**Energy Constraint as a Novel Mechanism Linking Exercise and Health**
https://journals.physiology.org/doi/pdf/10.1152/physiol.00027.2018

## 限制型總能量消耗模型和減重的關係

龐策博士提出了「限制型總能量消耗模型」，讓大家能夠了解能量代謝的運作方式，不管你再怎麼控制熱量的攝取和能量的消耗，長期來看，身體總是有辦法平衡回來。

體重是由設定點和適應點所控制，受到遺傳、環境、飲食和生活型態的影響，不只是單純地計算熱量攝取和能量消耗，更不是意志力所能左右。**就像呼吸一樣，越是強硬的控制，就會有越大的反撲。**所以減重的目標不是體重本身，而是要能夠調整適應點。

因為遺傳的因素，每個人天生的體重設定點都不一樣，但是基因表現會受到外在環境的調控而改變，這就是「表觀遺傳學」。這種調控從胚胎時期就開始，也就是懷孕時母體的狀況，會深深影響到孩子的一生。**所以孕期不正常的飲食習慣，不但會危害到母體，更是會遺患數代子孫。**

飲食和身體活動的目的是為了促進身體健康，而不只是局限在減重瘦身、增肌減脂，甚至只想靠特殊的飲食方式而不增加身體活動來達到目的。從古至今人體就是為了活動而演化，缺乏身體活動的靜態生活更是許多疾病的根源。

對於「限制型總能量消耗模型」，仍然有很多人搞不懂在說什麼，依然拘泥在會不會有熱量赤字？減重需不需要熱量赤字？熱量赤

字能不能減重？根據能量守恆原理，身體的確要靠燃燒能量儲備來彌補熱量赤字，如此才能夠達到減重的效果。但是問題的重點在於，你可以控制吃什麼、吃多少、怎麼吃、何時吃，但是你沒有辦法控制熱量赤字！**減重的確是熱量赤字的結果，但是無法靠控制熱量赤字來減重。**這樣說一定很多人很不服氣，我的 TDEE 和飲食熱量算得很準，怎麼可能沒有辦法控制熱量赤字？會這樣說的人，一定不會算。

性別、年齡、身體組成、活動程度相同的兩個人，理論上用公式估算的 TDEE 應該是一樣的。但是根據龐策博士的研究，這兩個人實際測量出來 TDEE 的差距可能會多達好幾百大卡，再加上身體會隨著熱量攝取和活動程度產生代謝適應來調整能量消耗，所以每個人的 TDEE 根本無法估算。更不用說飲食的熱量攝取，其估算得不準確也是早有許多研究證實，食物種類、烹調方式、進食順序、牙口好壞、咀嚼程度、消化功能和腸道菌叢，都會影響到熱量吸收的效率和多寡，所以就算吃進相同熱量的食物，每個人能吸收多少也絕不相同。

所以你能計算和控制熱量赤字？恕我不客氣地說：不要自欺欺人了。

參考資料和延伸閱讀 ―――――――――――――――――――

Research Spotlight: Adding another layer to the energy compensation discussion
https://www.strongerbyscience.com/research-spotlight-energy-compensation/

Most metabolic rate prediction equations are bad when weight is stable, and worse when it isn't
https://www.strongerbyscience.com/research-spotlight-metabolic-rate-prediction/

# 限制型和累加型總能量消耗模型是天平的兩邊

一下子說，身體活動並不能消耗更多的能量，每個人每天所消耗的能量都差不多。一下子又說，因為每個人活動量不同，每天所消耗的能量可能差異很大。一下子說，運動對於減重沒有幫助。一下子又說，缺乏身體活動會造成肥胖。這到底在說什麼？這兩種看似完全相反的說法，其實是活動量和熱量攝取之間的交互影響所產生的結果。

先看圖 3-7「限制型總能量消耗模型」這一端，在超過一定程度的活動量時，身體的能量消耗會隨著熱量攝取而調節，而熱量攝取的限制可能是平常習慣的食量，或是消化吸收能力的上限，甚至是故意製造的熱量赤字。當能量消耗超過熱量攝取時，身體會產生能量代償（代謝適應），調節生理功能降低能量消耗以符合熱量攝取。能量消耗不可能長期超過熱量攝取的限制，也不可能長期維持熱量赤字，能量代償只要幾個星期到幾個月就可以達成，再增加活動量並不能消耗更多的能量，也因此運動對於減重沒有幫助。

再來看「累加型總能量消耗模型」這一端，熱量攝取遠大於能量消耗，因為現代社會各種過度加工、高熱量密度的食物容易取得，再加上日常生活的活動量大幅減少，產生的熱量盈餘就會變成脂肪儲存，因而導致了肥胖。

所以對於熱量盈餘該如何處理？用節食來減少熱量攝取嗎？不！不！不！

肥胖的問題不只是因為熱量攝取過多所累積的脂肪，更重要的是缺乏身體活動所造成的能量代謝異常，尤其是粒線體的脂肪氧化功能不良和缺乏代謝彈性，這和老化以及許多慢性疾病相關。

要維持身體健康和適當體重，不只是考量熱量的平衡而已。短期適度的節食、斷食以限制熱量攝取所產生的能量代謝壓力，可能對於體重控制和改善粒線體功能會有些許暫時的益處，但是要能維持長期的健康，仍然需要依靠充足而適當的飲食和身體活動。

這裡的活動不只是大家刻板印象中氣喘吁吁、汗流浹背的運動，更重要更基礎的是日常身體活動。只靠一個星期幾個小時的中 - 高強度運動，雖然達到了身體活動指引建議的標準，但是如果在特定的運動時間之外，依然保持靜態生活，這樣不但沒有消耗多少能量，日常缺乏身體活動所產生的「運動阻抗」，還會削減了運動的益處。

但是動態生活每天長時間低強度的身體活動，不僅能累積更多的能量消耗，也更能夠改善粒線體功能和身體健康。所以，要解決現代社會的肥胖問題，重點不在於減少熱量攝取，而是要養成動態的生活型態。

一般靜態生活的身體活動程度（PAL）約為 1.4，希望能增加身體活動將 PAL 提高到 17-2.0。也就是需要低 - 中強度身體活動 1-2 小時，這些身體活動可以分散在一天之中，不要有連續過長的久坐時間，建議每坐 30-60 分鐘要站起來活動 5 分鐘。

飲食可以攝取熱量，但飲食不只是為了攝取熱量。身體活動可以消耗能量，但身體活動不只是為了消耗能量。吃足多動，才能夠維持長期的身體健康。

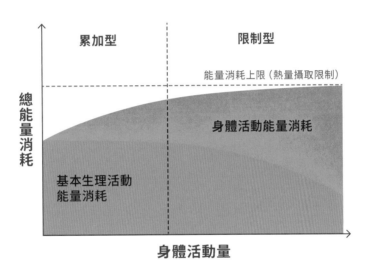

**圖 3-7** 在累加型這邊，熱量攝取大於能量消耗，大部分是因為缺乏身體活動能量消耗不足所造成的，多餘的熱量就會變成脂肪儲存，因而導致了肥胖。在限制型這邊，因為熱量攝取的限制，所以人體的能量消耗有上限，當熱量攝取無法滿足能量消耗時，就會抑制基本生理活動。

參考資料和延伸閱讀

**Research Spotlight: Adding another layer to the energy compensation discussion**
https://www.strongerbyscience.com/research-spotlight-energy-compensation/

**Mitochondrial and metabolic dysfunction in ageing and age-related diseases**
https://www.nature.com/articles/s41574-021-00626-7

**Occupational Sitting Time, Leisure Physical Activity, and All-Cause and Cardiovascular Disease Mortality**
https://jamanetwork.com/journals/jamanetworkopen/fullarticle/2814094

# 第 4 章

# 營養素、補充品與睡眠的重要性

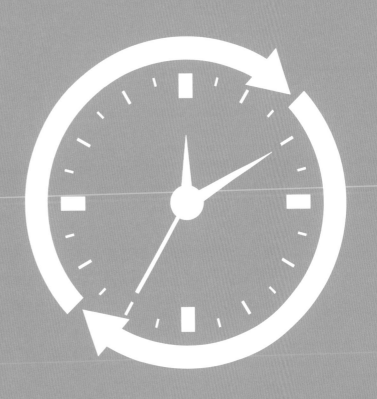

# 保健食品
# 並非靈丹妙藥

　　病患看診最常會詢問的，就是對於這些老化退化、筋骨痠痛、慢性疾病等等問題，要吃什麼東西來保養。一般人怕吃藥，總覺得吃藥會傷身，會吃到身體壞掉，但是買起保健食品卻常常是毫不手軟。不管是藥補還是食補，大家總是期望有什麼仙丹妙藥、奇門偏方，不求吃了會長生不老，但求吃了可以身強體健、百病不侵。很可惜的是，世界上並沒有這種神奇東西。

對於關節退化，最常見的保健食品大概就是葡萄糖胺，自從因為沒有明確療效而被踢出健保給付之後，依然深受很多人的喜愛。其他諸如膠原蛋白、軟骨素、龜鹿膠等等的保健食品，以及各種維生素和礦物質的營養補充品，充斥各大廣告媒體和賣場通路，顯現出大家覺得有吃有保庇的心態。甚至門診時也有不少病患認為，我明明已經花大錢吃了某某神奇產品，怎麼還會退化或痠痛。

真的補越多越好嗎？其實並不盡然。各種保健食品往往會宣傳誇大神奇的功效，但是大多沒有經過醫學證實。而且，保健食品的生產廠商良莠不齊，食品的安全規範和檢查並不比藥品嚴格，反而有可能因此吃入有害物質。這其中不乏知名的品牌，例如就有某直銷通路的產品，在國外曾被檢驗出含有重金屬、有毒物質、精神科藥物和致病菌的污染。

參考資料和延伸閱讀
**When Should You Consider Taking a New Supplement?**
https://www.strongerbyscience.com/new-supplement/

如果不吃這些稀奇古怪的保健食品，而是補充維生素和礦物質這些微量營養素呢？微量營養素補充品的市場相當龐大，而大家總是認為吃了有病治病、沒病強身。但研究指出，對於一般健康的人，這些補充品並沒有什麼太大的益處，充其量只會讓你製造出昂貴的尿液而已。的確有研究顯示，體內某些微量營養素較低的人，罹患癌症、心

血管疾病或其他疾病的風險較高，因此大家也就理所當然的認為，如果可以補充這些不足的微量營養素，就應該可以減少一些罹病風險。

但是不要忘了「相關並非因果」，並不一定是微量營養素的高低導致了生病與否，而有可能是患者本身的環境、體況、疾病、飲食、活動等等因素，影響了某種微量營養素的吸收和代謝。也就是說微量營養素的足夠與否只是反應出整體健康的狀況，而不見得是影響整體健康的因素。

其實對於一般大眾，均衡的飲食就可以攝取足夠的營養素，不太需要再服用額外的營養補充品。營養素的補充只對缺乏的人有益，過量的補充甚至可能有害。例如維生素 D 可以幫助鈣質吸收，促進骨質增強，但是維生素 D 是人體曬太陽後就能自行製造。對於沒有缺乏的正常人，補充維生素 D 在加強骨質和預防骨折方面，並沒有明顯的效果，甚至還有研究指出，過量補充維生素 D，反而會對骨質造成負面的影響。

而自由基、過氧化物等等活性氧物質所造成的氧化壓力和發炎反應，被認為與老化、慢性疾病和癌症有關，所以補充抗氧化劑來保養身體也就被認為是理所當然，例如維生素 A、C、E 等等。但是這些抗氧化補充品能否有效的改善健康、減緩老化和預防疾病，目前的研究仍沒有定論。而且這些外來補充的抗氧化劑效果只是一時，靠足夠身體活動所增強的自身抗氧化能力才能夠持續。此外，適度的氧化壓力有助於身體的向上適應，所以過度、長期的補充抗氧化劑可能會減少

訓練的適應效果。而且有研究指出,服用維生素 A 可能會增加髖部骨折的風險,維生素 E 可能會增加出血性腦中風的風險,以及維生素 C 或鈣可能會增加腎結石的風險。

　　當然,服用這些營養補充品而發生不良反應的風險非常的低,只要不過度超量就不會造成太大的危害。所以除了考量這些補充品的實際生理效用,也不應該忽視儀式性心理作用的價值。服用補充品雖然是一件小事,但卻顯現出一種自我保健的行為,這種積極的態度可能對健康有益。所以如果你覺得營養補充品對你有幫助,也不需要馬上就放棄。但是要記得,不要買來路不明或是太過昂貴的產品,也不要覺得補越多就越好,而且更重要的是,均衡飲食、良好作息、適度身體活動和多去戶外走走,要比光靠營養補充品和保健食品更為有效。

### 參考資料和延伸閱讀

**Vitamins and Nutritional Supplements: What Do I Need to Know?**
https://jamanetwork.com/journals/jamainternalmedicine/fullarticle/2720139

**It's Official. Vitamins Don't Do Much for Health**
https://www.medscape.com/viewarticle/975852

**Antioxidant supplementation during exercise training: beneficial or detrimental?**
https://pubmed.ncbi.nlm.nih.gov/22060178/

**Mitohormesis**
https://www.ncbi.nlm.nih.gov/pmc/articles/PMC4016106/

# 預防衰弱失能的營養素

　　要預防肌少症和骨質疏鬆症而導致的衰弱失能，最重要的就是足夠的身體活動、正確的阻力訓練，以及均衡的營養。

　　身體活動要達到 WHO 身體活動指引所建議的每星期至少有 150-300 分鐘的中強度有氧活動，並且避免連續久坐的靜態生活。阻力訓練要能給予肌肉和骨骼足夠的應力刺激，達到強度閾值才能產生效果，也就是大重量訓練。而且因為荷爾蒙和新陳代謝的影響，年紀越輕開始訓練所產生的效果越好，人體的肌力和骨質在 20-30 歲達到顛峰，而且隨著年紀越大對於阻力訓練刺激的反應就越小，但是不管如何，只要開始訓練就會有效。在飲食方面，要有足夠的熱量和均衡的營養，攝取足夠熱量的重要性在第三章已經充分說明，而與肌肉骨骼健康相關的重要營養素，需要注意的有蛋白質、鈣質、維生素 D。

# 蛋白質

## 對骨骼健康很重要

　　蛋白質是由胺基酸所構成的複雜大分子，對於人體的生長、維護、修復、以及能量產生有很重要的作用。如果飲食中攝取的碳水化合物和脂肪不足，就會使用蛋白質作為能量來源，如果攝取的蛋白質過量，就會轉化成脂肪儲存。蛋白質是體內所有細胞的主要結構成分，而骨骼肌是人體最主要的蛋白質儲存庫。蛋白質的攝取是否足夠，不但會影響肌肉的合成和分解，也會影響到骨骼的健康。

　　足夠的蛋白質可以促進兒童和青少年的骨骼成長，也有助於減少老化時骨質的流失和降低骨折的風險。越來越多的證據顯示，老年人需要比年輕人攝取更多的蛋白質來維持身體的健康和功能，以及促進傷病的恢復。曾有一種理論認為增加蛋白質的攝取可能與骨質疏鬆症相關，但是目前的研究結果並不支持這樣的說法。

參考資料和延伸閱讀

**Optimizing Dietary Protein for Lifelong Bone Health**
https://journals.lww.com/nutritiontodayonline/fulltext/2019/05000/optimizing_dietary_protein_for_lifelong_bone.5.aspx

**Impact of Dietary Protein on Osteoporosis Development**
https://www.mdpi.com/2072-6643/15/21/4581

## 重質也重量

食物中的蛋白質必須要先經過腸道消化後，才能釋放出可供吸收的胺基酸，但是不同來源的蛋白質在體內會有不同吸收和利用的效果，這稱為蛋白質的生物價（biologic value）。蛋白質的生物價越高，表示吸收和利用的效果越好。所以不是吃進等量的蛋白質，就會有一樣的效果，還要考量到蛋白質的生物價，也就是蛋白質的品質。

人體內的蛋白質合成需要 20 種不同的胺基酸，其中 9 種是必需胺基酸。必需胺基酸不能在人體中自行合成，必須經由飲食攝取來獲得。含有所有人體所需必需胺基酸的蛋白質被稱為完全蛋白質，通常為動物來源，生物價較高，例如肉類、乳品、蛋等等。某種或多種必需胺基酸含量較少或缺乏的蛋白質，被稱為不完全蛋白質，通常是植物來源，生物價較低，例如穀物、豆類、種子等等。

比起植物性蛋白質，動物性蛋白質因為含有完整的必需胺基酸，以及較高的生物價，所以算是比較好的蛋白質來源。但是某些植物性蛋白質，尤其是豆類，可用蛋白質的含量相對較高，可以部分彌補較低的生物價。對於素食者，大豆製品是最常見和最主要的蛋白質來源，大豆蛋白質雖然號稱是植物性中的完全蛋白質，但是必需胺基酸中的甲硫胺酸含量較低，所以需要多食用甲硫胺酸含量較高的食物，例如米、麥等穀類製品，以補充甲硫胺酸的不足。

植物性蛋白質雖然多是不完全蛋白質，但只要多元攝取足夠的分

量，仍然可以提供身體所需的必需胺基酸。而且研究顯示，攝取植物性蛋白質可能可以減少罹患心血管疾病、糖尿病和某些癌症的風險。

另外有研究指出，素食可能會影響到骨質密度，與較高的髖部骨折風險相關。但是如果素食者能夠攝取足夠的蛋白質和微量營養素，再加上規律的阻力訓練，就可以克服素食對於骨質的不利影響，確保骨骼健康。

参考資料和延伸閱讀

**Protein – Which is Best?**
https://www.ncbi.nlm.nih.gov/pmc/articles/PMC3905294/

**Plant Proteins: Assessing Their Nutritional Quality and Effects on Health and Physical Function**
https://www.ncbi.nlm.nih.gov/pmc/articles/PMC7760812/

**Risk of hip fracture in meat-eaters, pescatarians, and vegetarians: a prospective cohort study of 413,914 UK Biobank participants**
https://bmcmedicine.biomedcentral.com/articles/10.1186/s12916-023-02993-6

**Self-reported Resistance Training Is Associated With Better HR-pQCT-derived Bone Microarchitecture in Vegan People**
https://pubmed.ncbi.nlm.nih.gov/35924941/

大家比較關心的是蛋白質該吃多少，正常人每天的蛋白質攝取量建議為每公斤體重 1-1.6 克，並且最好能平均分配於三餐之中。其實只要有足夠的熱量和均衡的飲食，蛋白質的攝取量應該都會達到標準，攝取更多的蛋白質對於增加肌力和肌肉量並不會有更大的幫助。但是在一些特殊的狀況，例如訓練、節食、生病、老年人，則可以增加蛋白質攝取到每公斤體重 2 克以上，以達到增加肌肉生長或是減少肌肉流失的效果。

　　尤其對於老年人，常常會因為牙口和腸胃道問題而導致蛋白質的吸收較差，再加上老化和慢性疾病會讓身體的蛋白質合成能力較為低下，所以需要比年輕人攝取更多的蛋白質來對抗肌肉的「合成阻抗」，這點常常和一般人的觀念相反。此外，補充支鏈胺基酸、白胺酸或白胺酸的代謝物 HMB，可能有助於減緩或逆轉老年人和慢性疾病族群的嚴重肌肉流失。

　　為什麼說只要有足夠的熱量和均衡的飲食，蛋白質的攝取量就可以達到標準呢？可以計算給大家看看。假設一位體重 70 公斤成人的基礎代謝率（BMR）約是 1,600 大卡，以靜態生活到中等身體活動程度的 PAL 為 1.4-2.0 來估算，每日總能量消耗（TDEE）約為 2,240-3,200 大卡。在國民健康署「每日飲食指南」的均衡飲食建議中，蛋白質占每日總攝取熱量的 10-20%，以 15% 來估算，也就是 336-480 大卡，約為 84-120 克的蛋白質。對於 70 公斤的成人來說，換算約為每公斤體重 1.2-1.7 克的蛋白質，完全符合建議的攝取量。所以只要依照飲食建議來攝取，不會有吃不夠蛋白質的狀況發生，除非是過度節食或偏食的人，否則並不用擔心蛋白質攝取不足。而且重點是，除非原本熱量或蛋白質攝取就嚴重不足，否則光是拚命吃蛋白質而沒有配合阻力訓練，對於增加肌力和肌肉量也沒有什麼效果。

參考資料和延伸閱讀 ─────────────

**2023 台灣成人骨質疏鬆症防治之共識及指引**
https://www.toa1997.org.tw/download/files/2023台灣成人骨質疏鬆症防治之共識及指引_20230726_確認版(含封面).pdf

**The BASES Expert Statement on optimising protein intake recommendations for skeletal muscle mass in older adults to support healthy ageing**
https://www.bases.org.uk/imgs/9345_bas_bases_tses_summer_2022_online_pg_8_9609.pdf

**Strategies to Prevent Sarcopenia in the Aging Process: Role of Protein Intake and Exercise**
https://www.mdpi.com/2072-6643/14/1/52/htm

## 蛋白質怎麼吸收

　　蛋白質進入消化道之後，會先經由蛋白酶分解成較小的分子才能被小腸吸收。最常被吸收的形式，是 2-3 個胺基酸所連結而成的二肽或三肽。在吸收的過程中，這些較小的肽會在小腸細胞中再被分解成胺基酸，最後才會進入血液之中。幾乎所有進入消化道的蛋白質都被分解，消化後的蛋白質大部分在小腸被吸收，只有極少數會進入到大腸。真正能進入身體被利用的只有胺基酸，所以很多營養補充品，例如荷爾蒙、酵素、膠原蛋白等等蛋白質，服用後都會被消化分解而失去原本的結構和作用，更不用說無法完整進入體內來達到廣告中的神奇效果。

參考資料和延伸閱讀
**Protein Digestion and Absorption**
https://openoregon.pressbooks.pub/nutritionscience/chapter/6d-protein-digestion-absorption/

## 蛋白質是否會造成腎臟負擔

　　另外，大家也會關心吃太多蛋白質會不會造成腎臟的負擔，近年來的研究顯示，對於腎功能正常的人，提高蛋白質的攝取量並不會對腎功能造成負面的影響。但是對於腎功能已經有問題的人，過量的蛋白質攝取會導致腎臟超過濾（hyperfiltration），以及蛋白質代謝後所產生的含氮廢物會在血液中堆積，這都可能會造成腎功能進一步的惡化。因此，慢性腎病的患者就不宜攝取太多的蛋白質，建議每天每公

斤體重 0.6-0.8 克。已經在洗腎的病患，不管是腹膜透析或是血液透析，常常因為代謝性酸中毒、全身慢性發炎反應、疾病額外能量消耗和荷爾蒙紊亂失調，容易造成蛋白質的分解代謝增加，所以建議每天每公斤體重可以攝取 1-1.2 克。

不管如何，適量且高品質的蛋白質攝取，再加上足夠的飲食熱量、適度的身體活動和正確的阻力訓練，有助於維持體重和避免肌肉流失，可以改善慢性腎病患者的生活品質。當然，有任何的問題一定要先諮詢醫師和營養師。

參考資料和延伸閱讀 ─────────────────

**Protein intake and risk of urolithiasis and kidney diseases: an umbrella review of systematic reviews for the evidence-based guideline of the German Nutrition Society**
https://link.springer.com/article/10.1007/s00394-023-03143-7

**Dietary Protein Intake and Chronic Kidney Disease**
https://www.ncbi.nlm.nih.gov/pmc/articles/PMC5962279/

**Protein Nutrition and Malnutrition in CKD and ESRD**
https://www.ncbi.nlm.nih.gov/pmc/articles/PMC5372871/

## 蛋白質的攝取時機

每日攝取的蛋白質總量最好平均分配在一天之中，才能達到最好的吸收效果。有研究認為，阻力訓練之後是合成代謝最好的窗口，所以在阻力訓練前後補充蛋白質，可以達到最好的利用效果來增加肌肉合成。也有研究顯示，在早餐或睡前的蛋白質補充對於肌肉量的增加

會有幫助。但是不管如何，攝取足量的蛋白質其實比攝取的時間點要來得重要。更有趣的是，也有研究指出，測量運動或營養介入後幾個小時內肌肉蛋白質合成的急性反應，並無法代表長期的肌肉生長效果，因為肌肉的生長或萎縮是蛋白質不停合成和分解之間的平衡，無法用短時間內的效應來評估。

有研究顯示，補充支鏈胺基酸，尤其是白胺酸和白胺酸的代謝物HMB，可以抑制肌肉中蛋白質的分解並促進蛋白質的合成，有助於減緩甚至逆轉肌肉的流失。但這主要是針對老化，以及疾病時營養不足和分解代謝增加的狀況，對於正常飲食、攝取適量蛋白質和足夠身體活動的正常人，額外補充支鏈胺基酸、白胺酸和 HMB 並不會產生明顯的效果。

### 參考資料和延伸閱讀

The effect of protein timing on muscle strength and hypertrophy: a meta-analysis
https://jissn.biomedcentral.com/articles/10.1186/1550-2783-10-53

How much protein can the body use in a single meal for muscle-building? Implications for daily protein distribution
https://www.ncbi.nlm.nih.gov/pmc/articles/PMC5828430/

The anabolic response to protein ingestion during recovery from exercise has no upper limit in magnitude and duration in vivo in humans
https://www.cell.com/cell-reports-medicine/pdfExtended/S2666-3791(23)00540-2

Making Sense of Muscle Protein Synthesis: A Focus on Muscle Growth During Resistance Training
https://journals.humankinetics.com/view/journals/ijsnem/32/1/article-p49.xml

Supplementation with the Leucine Metabolite β-hydroxy-β-methylbutyrate (HMB) does not Improve Resistance Exercise-Induced Changes in Body Composition or Strength in Young Subjects: A Systematic Review and Meta-Analysis
https://www.mdpi.com/2072-6643/12/5/1523

# 鈣質

人體 98% 以上的鈣質都在骨骼中，骨骼是鈣質的儲存庫。根據建議，一般成人每天至少要攝取 1,000-1,200 毫克的鈣質（包括飲食和補充品），最多不要超過 2,000-2,500 毫克。攝取足夠的鈣質對於所有年齡層的骨骼健康都很重要，鈣質攝取不足與老年人增加骨質流失和骨折的風險相關。

根據統計，國人的鈣質攝取量普遍不足，甚至只有達到建議量的一半而已。所以除了在飲食中盡量選擇高鈣食物，包括牛奶及乳製品、豆類和深色蔬菜等等，也可以考慮另外補充鈣質，但是坊間販售的鈣質補充品那麼多種，價格差異那麼大，又該如何選擇呢？

**表 4-1　常見鈣質補充品比較**

| 種類 | 含元素鈣比例 | 特性 |
|------|------------|------|
| 碳酸鈣 | 40% | 便宜，最常使用的鈣質補充品，胃酸可以促進吸收，所以要隨餐服用，較易造成腹漲和便祕。 |
| 磷酸鈣 | 39% | 腎功能異常的患者須小心使用。 |
| 檸檬酸鈣 | 21% | 不靠胃酸吸收，所以不必隨餐服用，也適用於長期使用制酸劑的患者。 |
| 乳酸鈣 | 13% | 含鈣比例較低，較少使用。 |
| 葡萄酸鈣 | 9% | 含鈣比例較低，較少使用。 |

　　鈣質補充品常見的成分包括有碳酸鈣、磷酸鈣、檸檬酸鈣等等。碳酸鈣和磷酸鈣的含鈣比例較多，但是碳酸鈣較容易造成脹氣，而磷酸鈣對於腎功能異常的患者需小心使用。檸檬酸鈣的含鈣比例較前二者少，但是較容易吸收。鈣質補充品有藥錠、膠囊、粉末、液體等等劑型，可以依照喜好選用。其實各種成分或劑型的效果差異不大，建議可以隨餐分次服用，才能達到較好的吸收效果。

　　服用鈣質補充品的副作用很少，常見的有消化不良和便祕，尤其是靜態生活或老年人，可能因為腸道蠕動的功能較慢，因此便祕的狀況會更為嚴重，可以多攝取水分和高纖食品，以及多活動來改善。另外鈣質補充過量可能會導致結石的問題，所以盡量**由飲食中攝取**是比較好的方式。

參考資料和延伸閱讀

**「國人膳食營養素參考攝取量」第八版 - 鈣**
https://www.hpa.gov.tw/Pages/ashx/File.ashx?FilePath=~/File/Attach/12285/File_19550.pdf

**Calcium Supplements and Fracture Prevention**
https://www.nejm.org/doi/10.1056/NEJMcp1210380

# 維生素 D

除了鈣質，另一個和肌肉骨骼健康相關的微量營養素是維生素 D。維生素 D 是一種荷爾蒙，主要的作用是調節小腸、腎臟、骨骼對於鈣質的吸收和代謝，以維持體內鈣、磷礦物質的平衡，對於骨骼健康很重要。而且因為幾乎全身每種組織中的細胞都有維生素 D 受體，所以除了骨骼之外，維生素 D 也會影響其他許多的生理功能。

正常的情況下，曝曬陽光時紫外線中的 UVB 會促進皮膚合成大部分身體所需的維生素 D，其餘的則是從飲食中攝取，但是含有維生素 D 的食物種類並不多，僅有高油脂魚肉、海洋動物的肝臟。

因為大多數的靜態生活缺乏戶外活動，或是到戶外活動時過度防曬，這樣自然減少了人體自行合成維生素 D 的作用。**而在玻璃窗內曬太陽並無助於維生素 D 的合成，因為玻璃會阻隔紫外線中的 UVB，只有造成皮膚老化的 UVA 仍能穿透。**

要曝曬多少陽光，才能讓皮膚接收到的紫外線可以合成足夠的維生素 D 呢？這會受到緯度、季節、天氣、時間、膚色、年紀等等因素的影響，所以很難有唯一的標準。在高緯度、冬季、多雲、清晨傍晚等等陽光較不強烈、紫外線較不充足時，較深的膚色會阻擋紫外線進入皮膚，以及老年人吸收紫外線後合成維生素 D 的能力較差，這些狀況都需要增加曝曬陽光的時間和皮膚面積，以增加維生素 D 的合成。

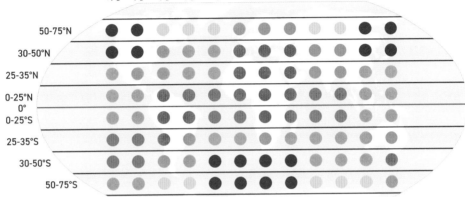

● **強烈陽光**
曝曬30分鐘可合成足夠的維生素D

◐ **低度陽光**
曝曬90分鐘可合成足夠的維生素D

◑ **中等陽光**
曝曬60分鐘可合成足夠的維生素D

● **沒有陽光**
沒有足夠的陽光可合成維生素D

**圖 4-1　陽光年曆**

陽光強烈的程度會因為緯度和季節而不同。緯度越低的陽光越強，緯度越高則越弱，台灣位在於北緯 20-35 度的區間。在台灣，夏季只需要曝曬 30 分鐘（橘紅色）皮膚即可合成足夠的維生素 D，但是在冬季可能需要到 60 分鐘（橙色）。一天之中曝曬時段的判斷，可以約略依照影子的長度，當影子比身高短時，陽光才夠強，當影子比身高長時，陽光就太弱。

　　以台灣地處亞熱帶來看，在夏季陽光充足的情況下，建議可以在每天早上 9 點至下午 3 點左右的時間，將手臂或腿部曝曬在陽光下 15-30 分鐘就足夠了，但是可能要避開正中午前後紫外線最強的時候，

而在冬季可以適度地延長時間。也要避免曝曬過度而造成曬傷，或甚至曬出皮膚癌。對於比較少外出曬不到太陽，或是年紀大、肝腎功能不良等等的特殊族群，就可能會因為維生素 D 不足而需要另外補充。根據國際骨質疏鬆症基金會（IOF）對於 50 歲以上成人的建議，每天的維生素 D 攝取量為 800-1,000 IU。但是也有研究建議，可以補充到每天 2,000 IU。

因為維生素 D 為脂溶性，所以隨餐服用會比較容易吸收，而現在市售很多鈣質補充品也有添加維生素 D，如果含量已經足夠就毋須再另外服用。維生素 D 除了會影響骨骼健康之外，有些研究還發現維生素 D 不足可能和肥胖、肌少症、心血管疾病、糖尿病、癌症、失智症、憂鬱症等等疾病相關，但是補充維生素 D 是否能有效的預防或改善這些疾病，研究結果目前仍不一致，所以還缺乏有力的證據。

如果擔心體內的維生素 D 太過缺乏，可以先抽血檢驗，再依照缺乏的嚴重程度來補充。但是人體維生素 D 濃度的標準仍有爭議，所以應該補充多少以及要補充到什麼程度也還沒有定論。而且研究顯示，光是補充維生素 D 對於增加骨質和減少骨折的風險是沒有太大的幫助，過度補充甚至還可能有害。所以常規的篩檢維生素 D 濃度和補充維生素 D，對一般人並沒有必要，常常到戶外曬曬太陽，多走走多活動，才是維持足夠維生素 D 最好的方法。

## 參考資料和延伸閱讀

**Sunlight and Vitamin D**
https://www.ncbi.nlm.nih.gov/pmc/articles/PMC3897598/

**Vitamin D Supplements and Prevention of Cancer and Cardiovascular Disease**
https://www.nejm.org/doi/full/10.1056/nejmoa1809944

**The Use of Vitamins and Minerals in Skeletal Health: American Association of Clinical Endocrinologists and the American College of Endocrinology Position Statement**
https://www.sciencedirect.com/science/article/abs/pii/S1530891X20354598

**Effects of vitamin D supplementation on musculoskeletal health: a systematic review, meta-analysis, and trial sequential analysis**
https://www.thelancet.com/journals/landia/article/PIIS2213-8587(18)30265-1/fulltext

**Effect of High-Dose Vitamin D Supplementation on Volumetric Bone Density and Bone Strength A Randomized Clinical Trial**
https://jamanetwork.com/journals/jama/fullarticle/2748796

**「國人膳食營養素參考攝取量」第八版 - 維生素 D**
https://www.hpa.gov.tw/Pages/ashx/File.ashx?FilePath=~/File/Attach/12285/File_19552.pdf

# 促進運動表現和恢復的補充品

　　真正能夠促進運動表現和恢復的補充品並不多，比較有研究證據確認有效的，包括有咖啡因、肌酸、酸櫻桃和維生素 D 等等。

## 參考資料和延伸閱讀

**Nutritional interventions for reducing the signs and symptoms of exercise-induced muscle damage and accelerate recovery in athletes: current knowledge, practical application and future perspectives**
http://nrl.northumbria.ac.uk/id/eprint/43685/1/Accepted_version.pdf

**Nutritional Compounds to Improve Post-Exercise Recovery**
https://www.ncbi.nlm.nih.gov/pmc/articles/PMC9736198/

# 咖啡因

　　很多人喜歡喝咖啡，一天不喝幾杯咖啡就覺得全身不對勁。喝咖啡可以提振精神，是因為咖啡因會跟大腦中的腺苷（adenosine）受體結合，達到減少疲勞的效果。另外，咖啡因還可以促進肌肉收縮和脂肪氧化，增強速度、爆發力、肌力和耐力，進而提升運動表現。世界運動禁藥管制組織（World Anti-Doping Agency, WADA）於 2004 年將咖啡因移出禁藥名單，一項 2011 年的研究中，在高達 75% 奧運運動員的尿液檢體中檢驗出咖啡因。

　　喝咖啡對於身體還有許多其他的健康益處，例如減少心血管疾病、心臟病、腎臟病和癌症的風險，所以不應該勸阻別人每天喝咖啡，而應該將其視為健康飲食的一部分。但是攝取過多的咖啡因也會產生一些副作用，例如血壓升高、心悸、焦慮、失眠、顫抖和青光眼等等。一般建議，一天不要攝取超過 400 毫克的咖啡因。

　　有研究指出，喝咖啡的健康益處似乎與咖啡飲品的種類無關，也和是否含有咖啡因無關。習慣性喝咖啡可以減少慢性疾病和死亡風險的原因，目前仍不清楚，可能是因為咖啡含有某些具有抗氧化作用的多酚類，可以減少氧化壓力和發炎反應、改善血管內皮功能和調節新陳代謝。另外，咖啡因可以經由抑制腸道脂肪酸吸收和增加身體能量消耗來減輕體重，減少代謝症候群的發生。

參考資料和延伸閱讀 ─────────

**Wake up and smell the coffee: caffeine supplementation and exercise performance──an umbrella review of 21 published meta-analyses**
https://bjsm.bmj.com/content/bjsports/early/2019/03/29/bjsports-2018-100278.full.pdf

**Coffee Consumption May Mitigate the Risk for Acute Kidney Injury: Results From the Atherosclerosis Risk in Communities Study**
https://www.kireports.org/article/S2468-0249(22)01369-9/fulltext

**The impact of coffee subtypes on incident cardiovascular disease, arrhythmias, and mortality: long-term outcomes from the UK Biobank**
https://academic.oup.com/eurjpc/advance-article/doi/10.1093/eurjpc/zwac189/6704995

　　但是大家應該也有聽說過咖啡或是其他含咖啡因的飲品，可能會導致骨質疏鬆症。咖啡或咖啡因可能會造成骨質疏鬆症的理論，主要是認為咖啡中的草酸會減少腸道中鈣質的吸收，咖啡因會增加蝕骨細胞的活性和降低維生素 D 的作用而使得骨質減少，以及咖啡因的利尿效果也會加速鈣質的排泄而流失。

　　但是這些咖啡或咖啡因會造成骨質疏鬆症的理論，其實並沒有定論。目前認為，如果在攝取足夠的鈣質（1,000-1,200 毫克／天）和不過量攝取咖啡因（300-400 毫克／天）的情況下，喝咖啡或是其他含咖啡因飲品並不會造成骨質疏鬆症。甚至還有研究顯示，喝咖啡與骨質疏鬆症和髖部骨折風險降低相關。

　　對於喝咖啡還有另外一個迷思，因為咖啡因的利尿作用，所以有人認為喝咖啡沒有補充水分的效果，但是研究的結果顯示，喝咖啡補充水分的效果其實和喝水差不多。不同的飲品對於補充水分的效果有

些許不同，不管如何，要依據活動的強度和時間，以及環境的溫度和濕度，適當地補充水分，以免造成脫水或熱傷害。

以往，因為烘焙咖啡時的高溫可能會產生一些化學物質，所以咖啡曾經被認為是致癌物，但是現在的研究發現，飲用熱飲品時的高溫才可能會致癌，而不是咖啡本身。所以飲食的溫度盡量不要超過攝氏 65 度，以減少罹患食道癌的風險。

參考資料和延伸閱讀 ─────────────────────

The association of coffee consumption with the risk of osteoporosis and fractures: a systematic review and meta-analysis
https://pubmed.ncbi.nlm.nih.gov/35426508/

No evidence of dehydration with moderate daily coffee intake: a counterbalanced cross-over study in a free-living population
https://pubmed.ncbi.nlm.nih.gov/24416202/

A randomized trial to assess the potential of different beverages to affect hydration status: development of a beverage hydration index
https://www.sciencedirect.com/science/article/pii/S000291652206556X

Carcinogenicity of drinking coffee, mate, and very hot beverages
https://www.thelancet.com/journals/lanonc/article/PIIS1470-2045(16)30239-X/fulltext

茶也是台灣人相當喜愛的飲品，很多研究已經證實了喝茶有益於健康，也和減少心血管疾病的風險相關。茶中除了咖啡因之外，也含有的多酚類和類黃酮，有助於減少氧化壓力和發炎反應。

參考資料和延伸閱讀 ─────────────────────

Tea Consumption and All-Cause and Cause-Specific Mortality in the UK Biobank
https://www.acpjournals.org/doi/10.7326/M22-0041

# 肌酸

　　肌酸（creatine）因為便宜和有效，是最受歡迎和研究最多的補充品之一，肌酸可在體內轉化為磷酸肌酸，有助於產生為身體提供能量的 ATP。人體需要的肌酸大約一半是由飲食中的肉類所提供，另一半則是在肝臟和腎臟中合成，其中有 95% 的肌酸儲存在肌肉。身體會將肌酸分解為肌酸酐（creatinine）之後經由尿液排出，因此一天需要攝取 2-3 克的肌酸來維持正常的肌酸儲存。由於肌酸主要是從肉類食物中獲得，研究指出，素食者的肌酸濃度可能會低約 20-30%。

　　既然肌酸絕大部分儲存在肌肉之中，磷酸肌酸系統又可以快速提供肌肉收縮所需要的 ATP，所以補充肌酸的主要目的自然是為了提高運動表現。有研究顯示，補充肌酸可以增強肌力、肌耐力和促進肌肉生長，對於需要肌力、爆發力的運動較有幫助，但是對於耐力運動則效果較不顯著。此外，補充肌酸還可以改善運動訓練和肌肉受傷後的恢復。

　　除了有助於提高運動表現，服用肌酸補充品還有許多的健康益處。這是因為肌酸在細胞代謝中有很重要的作用，特別是在代謝壓力的狀態下，因此增加組織中的肌酸可以增強細胞的代謝能力和能量供應，從而減輕疾病的嚴重程度和促進恢復，包括改善膽固醇和血脂肪、降低心血管疾病風險、幫助血糖控制、調節免疫功能、減緩某些癌症惡化、減少骨質和肌肉流失、增強老年人認知功能等等。

如同補充蛋白質，補充肌酸也有會不會影響到腎功能的疑慮。補充肌酸確實會略微提高血液中肌酸酐的濃度，但是研究顯示，補充適當的劑量並不會對正常功能的腎臟造成負面影響。

參考資料和延伸閱讀 ────────────────────────

**Creatine supplementation with specific view to exercise/sports performance: an update**
https://www.ncbi.nlm.nih.gov/pmc/articles/PMC3407788/

**Creatine in Health and Disease**
https://www.ncbi.nlm.nih.gov/pmc/articles/PMC7910963/

# 酸櫻桃

酸櫻桃和甜櫻桃都含有許多抗氧化和抗發炎的多酚類、花青素和類黃酮，但是在酸櫻桃中的含量較高。高強度的運動訓練會產生過多的氧化壓力，可能會超過身體原本抗氧化能力的負荷，而酸櫻桃被認為可以減輕肌肉損傷、痠痛和促進恢復，對於肌力和耐力的運動表現都有幫助。研究顯示，食用大量的酸櫻桃（每天 45-50 顆）可以減少血液中肌肉損傷、氧化壓力和發炎反應的標記。此外，酸櫻桃也有助於睡眠，而良好的睡眠對於增進運動表現和促進恢復是最重要的。酸櫻桃含有大量的褪黑激素（melatonin），可以增加體內褪黑激素的濃度，達到增長睡眠時間和改善睡眠品質的效果。

有研究指出，服用大量的抗氧化劑可能會減少訓練的適應效果，但是也有研究顯示，使用「天然」而不是合成的補充品，不一定會減

少訓練效果，甚至可能可以提高運動表現。如果對這方面有疑慮，可以只在非常劇烈的訓練或比賽前後食用酸櫻桃，而不要當作為平日的常規補充。

　　除了增進運動表現和促進恢復，酸櫻桃對於身體健康也有益處，不少動物和人類的研究顯示，酸櫻桃可能可以降低多種慢性發炎疾病的風險，包括關節炎、心血管疾病、糖尿病、失智症和癌症，但還需要更進一步的研究。

### 參考資料和延伸閱讀

**Tart Cherry Juice in Athletes: A Literature Review and Commentary**
https://journals.lww.com/acsm-csmr/fulltext/2017/07000/tart_cherry_juice_in_athletes__a_literature_review.11.aspx

**A Review of the Health Benefits of Cherries**
https://www.mdpi.com/2072-6643/10/3/368

# 充足良好的睡眠對健康最重要

　　除了均衡飲食、吃足熱量之外，對於要如何促進恢復，大多數人會想到的多是像冷 / 熱敷、伸展 / 拉筋、按摩 / 放鬆等等方法，但是最有效也最重要的，就是要有足夠的睡眠。足夠的睡眠，對於運動員可以增加運動表現和減少受傷風險，對於一般民眾則可以促進健康和減少罹病的機會。儘管睡眠很重要，但是很多人多半睡眠時間不足，睡眠品質也不好，睡眠剝奪在現代社會已經是嚴重的公共衛生問題。

　　睡眠所需的時間因人而異，一般建議成人每晚至少睡 7-9 個小時，可以在午餐後再小睡一會兒，但是午睡時間不要超過 30 分鐘，而且要避免太晚午睡，以免影響到晚上的睡眠。雖然足夠的睡眠可以促進恢復和健康，但也不是睡越多就越好，睡眠時間與死亡率之間的關係呈 U 型曲線，也就是睡太多也會和增加死亡率相關，但這並不表示是睡太多所直接造成，而可能是因為身體隱藏著還未診斷出的疾病。

睡眠要有足夠的時間和良好的品質，其中晝夜節律的影響非常大。晝夜節律是人體生理時鐘的一部分，以 24 小時為循環週期，最重要的晝夜節律就是睡眠 – 覺醒週期。身體的不同系統會遵循與大腦內主時鐘同步的晝夜節律，這個主時鐘是位於下視丘深處的「視交叉上核」（suprachiasmatic nuclei），能接收來自視網膜的光線刺激，這就是人體內晝夜節律與自然界晝夜循環相關聯的原因。如果兩者能正確對齊，晝夜節律可以促進睡眠，但是當晝夜節律被打亂時，就會造成嚴重的睡眠問題。此外，晝夜節律不管對於生理還是心理的各個方面也都有密切關係，所以在白天盡可能多接觸陽光，有助於維持正常的晝夜節律和身體健康。

日夜顛倒的生活作息會嚴重影響睡眠，夜班工作的人在白天嘗試睡眠時，睡眠時間會變短且有更多的睡眠中斷，這會導致長期的睡眠不足和晝夜節律紊亂。睡眠並不是一種被動狀態，而是身體恢復和調節的重要過程，睡眠可以調節神經、內分泌和免疫等等系統，長期睡眠不足會對身體產生慢性壓力，導致交感神經系統過度緊張，以及體內發炎細胞因子和皮質醇的濃度升高，增加全身性發炎反應和減少對傳染性疾病的抵抗力，所以睡眠健康不佳與許多慢性疾病的罹患率和死亡率密切相關，包括肥胖和內臟脂肪堆積、胰島素阻抗和糖尿病、心血管疾病和腦中風、神經退化性疾病和失智症、精神疾病等等。

要如何才能有良好的睡眠品質？首先要養成固定的睡眠時間，可以幫助維持正常的生理時鐘。再來打造優質的睡眠環境，在黑暗、安靜、涼爽的房間，以及有舒適的棉被、床墊和枕頭。白天充足的身體

活動和陽光下的曝曬可以調節晝夜節律，有助於晚上的睡眠。另外，在睡前不要喝含有咖啡因、酒精的飲品，也不要在睡前抽菸，還有不要在睡前吃得太飽。睡前避免使用手機、平板、電腦等等 3C 產品，因為螢幕的光線可能會干擾睡眠荷爾蒙「褪黑激素」。

**促進恢復沒有祕訣，就是要吃得像個大人，睡得像個小孩。**

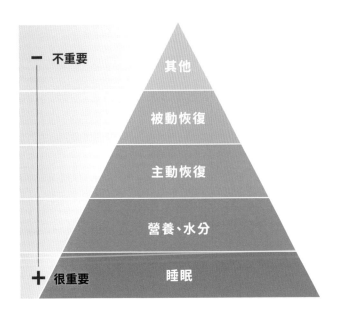

**圖 4-2　恢復金字塔**

促進恢復最重要的是要有足夠時間且高品質的睡眠。再來就是飲食要有均衡的營養，包括足夠的熱量和適當的營養素比例。維持每天足夠的身體活動，沒事多走走有助於主動恢復。其他的被動恢復，例如伸展、按摩、冷／熱浴等等也有些效果。最後就是一些誇大的器材和補充品，可能只是抽智商稅而已。

## 參考資料和延伸閱讀

**Sleep, Recovery, and Athletic Performance: A Brief Review and Recommendations**
https://journals.lww.com/nsca-scj/fulltext/2013/10000/sleep,_recovery,_and_athletic_performance__a_brief.8.aspx

**Sleep Health: An Opportunity for Public Health to Address Health Equity**
https://www.ncbi.nlm.nih.gov/pmc/articles/PMC7944938/

**Association of Sleep Duration With All- and Major-Cause Mortality Among Adults in Japan, China, Singapore, and Korea**
https://www.ncbi.nlm.nih.gov/pmc/articles/PMC8417759/

**Sleep and immune function**
https://www.ncbi.nlm.nih.gov/pmc/articles/PMC3256323/

**Sleep Duration as a Risk Factor for Cardiovascular Disease- a Review of the Recent Literature**
https://www.ncbi.nlm.nih.gov/pmc/articles/PMC2845795/

**Sleep, circadian rhythms and health**
https://www.ncbi.nlm.nih.gov/pmc/articles/PMC7202392/

# 第 5 章

# 不可掉以輕心的
# 新冠肺炎

在 2019 年底新冠肺炎疫情快速爆發之後，隨著病毒的變異和疫苗施打的普及，新冠肺炎的重症和死亡率也逐漸降低，所以大家對於感染新冠肺炎似乎漸漸變得習以為常，認為可以「流感化」，也就是跟得流感一樣，一些不舒服的症狀忍一忍過去就好了。先不論流感對於一些體弱和慢性疾病族群仍然有一定的重症和死亡風險，新冠肺炎的重症和死亡率還是比流感來得高。而且除了感染當下的急性症狀，有些病患在新冠肺炎感染後可能會出現長期的後遺症，稱為「新冠長期症狀」（long COVID）或「新冠感染後遺症」（post-acute sequelae of COVID-19, PASC）。

新冠肺炎並沒有離我們遠去，疫情還是時不時的升溫，只是大家不再關注，而感染新冠肺炎後所造成的醫療和公衛問題，仍是今後我們需要去面對的。

# 新冠肺炎和身體活動

新冠肺炎除了是呼吸道感染,病毒還會攻擊全身的血管組織,造成缺血性損傷和發炎反應,進而損害其他的細胞和組織。另外身體的免疫系統可能會過度反應,導致細胞因子風暴而造成細胞和組織嚴重破壞。

新冠肺炎的臨床症狀差異很大,包括無症狀感染、類流感呼吸道和腸胃道症狀、病毒性肺炎、呼吸衰竭、多重器官衰竭和死亡。新冠肺炎重症和死亡的危險因子,包括年紀、性別(男性),以及肥胖、糖尿病、心血管疾病等等慢性疾病。而「缺乏身體活動」也是一項重要但可以控制的危險因子。

　　研究顯示，與缺乏身體活動的人相比，經常從事身體活動的人感染新冠肺炎的風險較低，感染後住院、重症和死亡的風險也較低。而且身體活動較多的人就算感染新冠肺炎，通常症狀較輕微，恢復時間也較短，並且比較不會傳染給其他人，這可能和身體活動可以調節免疫功能、加強保護作用有關。

　　研究結果還顯示，身體活動與新冠肺炎重症和死亡風險之間的關係並不是線性，在每星期約 500-1,000 MET-min 時達到平緩，這相當於目前身體活動指引的建議，每星期進行 150 分鐘中強度或 75 分鐘高強度身體活動，可以最大程度降低新冠肺炎的相關風險。適度的身體活動可以減少感染的併發症和死亡率，但是過高活動量和活動強度所產生的身體壓力，反而會導致暫時的免疫下降和增加感染的風險。

參考資料和延伸閱讀 ────────────────────────────

**Physical inactivity is associated with a higher risk for severe COVID-19 outcomes: a study in 48440 adult patients**
https://bjsm.bmj.com/content/55/19/1099

**Physical activity and risk of infection, severity and mortality of COVID-19: a systematic review and non-linear dose–response meta-analysis of data from 1853610 adults**
https://bjsm.bmj.com/content/56/20/1188

**Excessive Exercise and Immunity: The J-Shaped Curve**
https://link.springer.com/chapter/10.1007/978-1-4614-8884-2_24

## 感染新冠肺炎後的活動建議

感染新冠肺炎後，尤其是重症患者，可能要面臨感染相關的器官損傷。而在很大一部分的新冠肺炎住院病患當中，觀察到有急性心臟損傷和心肌炎。現在大家越來越意識到新冠肺炎的長期後遺症，也就是「新冠長期症狀」或「新冠感染後遺症」。這些症狀在新冠肺炎感染後可能持續數個星期到數年的時間。

對於 50 歲以下，無症狀或是輕度呼吸道症狀在 7 天內就消失的患者，可以逐漸恢復身體活動而不需要先進行評估。但建議在診斷出新冠肺炎後至少休息 10 天，並且在沒有症狀後 7 天再開始恢復活動。但是如果症狀持續超過 7 天，並且在休息或日常活動時出現呼吸急促、胸悶、或胸痛的症狀，就需要進一步的測試和評估，並且由醫療專業人員制定個人化的活動處方。

感染新冠肺炎後的復原期，應該先恢復正常的日常生活和睡眠模式，確定能夠輕鬆的進行日常活動，並且能夠在平路上步行 500 公尺而不會感到疲勞或呼吸急促。身體活動應該先從 15 分鐘的低強度活動開始，再逐漸增加活動的時間，然後再試著增加活動的強度。活動量（時間長短）和活動強度（心率快慢）應該要慢慢的增加，如果出現任何嚴重症狀，例如胸痛、胸悶、嚴重呼吸急促、心跳過快或不規則，就要趕快尋求醫療協助。

在有氧活動方面，循序漸進的增加到每星期 2-3 次，每次 20-60 分

鐘，60-80% 最大心率，這樣的活動量和活動強度對於免疫系統並不會造成過度的負擔，但還是要根據每個人在活動時的身體反應來調整。

　　不管是因為隔離而減少了身體活動，或是因為感染而臥床休息，都會造成肌肉量和肌力的減退，甚至可能影響活動能力，造成生活品質的下降。而阻力訓練並不像有氧活動一樣需要長時間地反覆動作，因此對於身體也較不會產生疲勞和代謝壓力，所以在恢復狀況許可之下，可以盡早的開始進行阻力訓練，當然一開始在強度的選擇上要保守一點，從低強度開始嘗試，不要太過躁進。

參考資料和延伸閱讀 ────────────

**ACSM Call to Action Statement: COVID-19 Considerations for Sports and Physical Activity**
https://journals.lww.com/acsm-csmr/fulltext/2020/08000/acsm_call_to_action_statement__covid_19.8.aspx

**Safe Return to Physical Activity After COVID-19**
https://www.acsm.org/blog-detail/acsm-certified-blog/2021/12/20/safe-return-to-physical-activity-after-covid-19

**Aerobic exercises recommendations and specifications for patients with COVID-19: a systematic review**
https://www.europeanreview.org/article/24211

**Resistance Training before, during, and after COVID-19 infection: What Have We Learned So Far?**
https://www.ncbi.nlm.nih.gov/pmc/articles/PMC9141848/

# 新冠長期症狀

　　目前沒有明確的檢查方法可以確認是否有新冠長期症狀，新冠長期症狀可以分為下列 3 類。

　　**神經症狀**：頭痛、腦霧／注意力障礙／記憶力減退、頭痛、睡眠障礙、嗅覺障礙、憂鬱、焦慮、譫妄。

　　**心肺症狀**：心悸、胸悶／胸痛、呼吸急促／困難。

　　**全身症狀**：疲勞／虛弱、肌肉／關節疼痛、皮膚／毛髮變化。

　　這些症狀大多在 1 年內消失，但是少數長達 2 年以上，甚至可能持續終身，會對生活和工作造成極大的影響。而且有研究顯示，與新冠肺炎的原始病毒株相比，感染 Delta 和 Omicron 變異株後可能會出現更嚴重的長期後遺症。

參考資料和延伸閱讀

**Three Distinct Types of Long-COVID Identified**
https://www.medscape.co.uk/viewarticle/three-distinct-types-long-covid-identified-2022a1001wsc

**What is the duration of persistent symptoms after SARS-CoV-2 infection, and what factors are associated with their resolution?**
https://www.news-medical.net/news/20221111/What-is-the-duration-of-persistent-symptoms-after-SARS-CoV-2-infection-and-what-factors-are-associated-with-their-resolution.aspx

**Long-term prognosis at 1.5 years after infection with wild-type strain of SARS-CoV-2 and Alpha, Delta, as well as Omicron variants**
https://www.sciencedirect.com/science/article/pii/S1201971223007609

　　除了新冠長期症狀，這種新興傳染病對於身體的永久影響，目前仍是未知。新冠肺炎感染後，病毒會在體內廣泛散布並持續存在，所以會影響全身的組織、器官和系統。對於神經系統可能會造成腦部萎縮、失智症和精神疾病，對於心血管系統可能增加血栓和心血管疾病，對於免疫系統可能會造成免疫失調和慢性發炎，對於呼吸系統可能會造成肺部纖維化和肺功能下降，對於內分泌系統可能會造成胰腺、甲狀腺、腎上腺和性腺的功能下降，對於生殖系統可能會造成精蟲品質變差和不孕，對於肌肉骨骼系統可能會造成疼痛、肌肉骨質流失、虛弱和容易骨折。而這些影響又是環環相扣，可以預見的是，不只對於個人，對於整個社會都會造成嚴重的醫療問題。

**參考資料和延伸閱讀**

**SARS-CoV-2 is associated with changes in brain structure in UK Biobank**
https://www.nature.com/articles/s41586-022-04569-5

**Persistent neuropsychiatric symptoms after COVID-19: a systematic review and meta-analysis**
https://www.ncbi.nlm.nih.gov/pmc/articles/PMC8833580/

**Long-term cardiovascular outcomes of COVID-19**
https://www.nature.com/articles/s41591-022-01689-3

**Respiratory Complications after COVID-19**
https://www.ncbi.nlm.nih.gov/pmc/articles/PMC8907756/

**Immunological dysfunction persists for 8 months following initial mild-to-moderate SARS-CoV-2 infection**
https://www.nature.com/articles/s41590-021-01113-x

**Early and late endocrine complications of COVID-19**
https://ec.bioscientifica.com/view/journals/ec/10/9/EC-21-0184.xml

**COVID-19 and male infertility: An overview of the disease**
https://www.ncbi.nlm.nih.gov/pmc/articles/PMC9258969/

**What Do We Need to Know About Musculoskeletal Manifestations of COVID-19?**
https://hub.jbjs.org/mreader.php?rsuite_id=3329145

**COVID-19 and chronic fatigue syndrome: An endocrine perspective**
https://www.sciencedirect.com/science/article/pii/S2214623721000363

**Long COVID: major findings, mechanisms and recommendations**
https://www.nature.com/articles/s41579-022-00846-2

　　新冠長期症狀目前仍難以治療，而且常規血液檢查、胸部 X 光和心電圖的結果可能都是正常，這些症狀與發生在其他病毒感染後所產生的肌痛性腦脊髓炎／慢性疲勞症候群（myalgic encephalomyelitis／chronic fatigue syndrome, ME/CFS）非常相似。

目前尚不清楚造成新冠長期症狀的根本原因是什麼，但大多數研究指出可能是多種因素的結合，包括持續的發炎反應和失調的免疫反應、腸道的微生物群被破壞、自主神經系統異常、血液凝血和血管內皮功能障礙、以及潛伏病毒的重新活化。新冠肺炎會造成器官損傷，而新冠長期症狀可能就是由持續的損傷所引起，這種損傷是否可恢復，目前仍不清楚。

研究顯示，施打疫苗除了可以減少新冠肺炎感染和降低感染後的嚴重程度，還可能有助於清除感染後殘留在體內的病毒，預防新冠長期症狀的發生。新冠長期症狀目前並沒有明確有效的根治方法，治療的目標就以減緩症狀和避免併發症為主，除了藥物，還要再加上心肺、認知功能、身體活動等等的復健，以促進恢復正常的生活功能。

參考資料和延伸閱讀

**What We Know About Long COVID So Far**
https://www.medscape.com/viewarticle/981509

# 神經系統和心理健康

神經症狀是長期新冠症狀的主要特徵，包括注意力／記憶力減退、認知功能障礙（腦霧）、感覺異常、運動障礙、頭暈和平衡問題、嗅覺或味覺喪失、耳鳴和眩暈、自主神經功能異常，以及增加腦中風和失智症的風險。研究顯示，新冠長期症狀的認知障礙跟老化

10-20 年所產生的認知功能退化程度相當，並且可能會隨著時間而更加嚴重。除此之外，還會有高比例的心理症狀，包括焦慮、憂鬱、創傷後壓力症候群等等，也常有病患出現睡眠障礙。

這些症狀的神經病理學機制，可能包括神經的發炎反應、血液凝血和血管內皮功能障礙對於血管造成的損傷，以及神經元被病毒感染後的直接損傷。感染新冠肺炎後大腦結構會發生顯著的變化，研究顯示，病患出現了皮質厚度和大腦體積萎縮，而且與認知能力下降的程度相關。對於已經有失智症的患者，在感染新冠肺炎後可能會加速大腦結構和功能的惡化。最近也有研究指出，患者體內的血清素（serotonin）濃度較低可能也有關係。這些神經系統的症狀，不僅對於病患的生活品質和預期壽命造成長久且深遠的影響，也會對社會和醫療系統產生巨大的壓力和挑戰。

參考資料和延伸閱讀

**Long-term neurologic outcomes of COVID-19**
https://www.nature.com/articles/s41591-022-02001-z

**Impact of COVID-19 infection on cognition and its association with neurological symptoms**
https://onlinelibrary.wiley.com/doi/full/10.1002/brb3.2902

**Effects of COVID-19 on cognition and brain health**
https://www.sciencedirect.com/science/article/pii/S1364661323002048

**Long COVID Linked With Viral Persistence, Serotonin Decline**
https://jamanetwork.com/journals/jama/article-abstract/2811556

# 肌肉骨骼系統

　　肌肉骨骼系統的相關症狀在新冠肺炎急性感染和長期症狀中都很常見，包括肌肉、關節疼痛和肌肉無力，會造成患者容易疲勞和活動耐受性不良，這些問題在疾病嚴重程度較高的患者中較為常見，但是在輕症的患者中也會出現，這些症狀與肌痛性腦脊髓炎／慢性疲勞症候群的患者非常相似。和一般的疲勞不一樣，這種疲勞會在身體活動後持續數天至數星期，而且因為活動耐受性不良，越活動會越疲累不適，而且很難恢復。

## 肌痛性腦脊髓炎／慢性疲勞症候群

身體出現長期持續性的疲勞症狀，而且活動耐受性不良，
活動時易累且不易恢復。病因目前有待研究釐清，可能是
病毒感染後所造成神經、免疫系統和能量代謝的問題。

　　如同其他的嚴重疾病，感染新冠肺炎時的住院臥床會使得肌肉量和肌力顯著降低，出院後需要漫長的復健過程，尤其是住進加護病房的重症患者。如果在感染新冠肺炎前就已經肌肉量不足，則會增加感染後的重症和死亡率。研究顯示，臥床 10 天會使得股四頭肌的橫截面積減少近 20-30%。此外，全身性發炎反應和營養不良也會使得肌肉萎縮更加惡化。新冠肺炎也會影響到神經系統，周邊神經的免疫和發炎反應會減少肌肉的最大自主活化能力而導致肌肉無力。另外，新冠肺

炎也會造成肌纖維的發炎反應和免疫細胞浸潤，甚至會導致肌肉壞死和纖維化，這也可能是新冠長期症狀患者會持續肌肉無力的主要原因之一。

　　日常活動不僅需要足夠的肌力，也需要良好的代謝能力來維持功能。由於疲勞和活動耐受性不良是新冠肺炎感染後常見的症狀，因此除了肌肉量和肌力減退，肌肉的代謝功能可能也有受到影響。新冠肺炎感染後會導致血管內皮損傷，因此減少了身體組織的血流灌注和氧氣輸送。此外，粒線體的數量和功能也會降低，造成粒線體功能不良和失去代謝彈性，需要更依賴無氧糖解作用來產生能量，而無法維持長時間的身體活動。

　　要如何改善新冠長期症狀的疲勞和活動耐受性不良，目前仍沒有共識。以身體活動為主的復健方式可以改善疲勞和衰弱，活動可以減少發炎反應和改善代謝狀況，但是活動後容易疲累不適，可能是要如何設計和調整治療最困難的因素。

參考資料和延伸閱讀 ───────────────────

**Skeletal muscle alterations in patients with acute Covid‑19 and post‑acute sequelae of Covid‑19**
https://www.ncbi.nlm.nih.gov/pmc/articles/PMC8818659/

# 心血管系統

新冠肺炎病毒是經由 ACE 2 受體進入細胞,這個受體存在於心血管系統以及其他許多器官。新冠肺炎感染後會影響到內皮細胞而導致血管功能下降,也會造成心臟損傷和心肌炎。此外,發炎反應和氧化壓力升高,以及自主神經調節受損也會對心血管系統產生負面的影響。這些都會妨礙氧氣輸送到肌肉,造成新冠肺炎感染後的活動耐受性和身體功能下降,導致身體虛弱和生活品質變差,甚至會增加其他慢性疾病的風險和死亡率。

在新冠肺炎感染期間,粒線體功能可能會發生改變,這也許會影響到許多器官和組織的代謝狀態和氧化還原平衡。粒線體功能的改變是否會持續存在,並且導致感染後的活動耐受性下降,目前尚待研究。新冠肺炎感染會影響到心血管系統、新陳代謝和肌肉功能,造成心肺適能下降和新冠長期症狀,尤其原本就有慢性疾病的患者(例如高血壓、糖尿病)會更加嚴重。

參考資料和延伸閱讀

**From heart to muscle: pathophysiological mechanisms underlying long-term physical sequelae from SARS-CoV-2 infection**
https://journals.physiology.org/doi/full/10.1152/japplphysiol.00734.2021

## 葡萄糖耐受性不良和代謝功能異常

新冠肺炎急性感染時會讓葡萄糖的耐受性變差，可能是因為胰臟 β 細胞受損減少了胰島素分泌和胰島素阻抗增加。而肥胖造成其他組織的異位脂肪堆積，以及脂肪組織在缺氧狀態下所導致的脂肪細胞壞死和纖維化，都會造成全身性發炎反應，更進一步促成胰島素阻抗。

在新冠肺炎感染後，會增加葡萄糖耐受性不良和第二型糖尿病的風險，或是讓原有的病況更加惡化。這可能與新冠肺炎病毒會長期存在脂肪和其他組織中，以及慢性發炎反應有關。尤其是肥胖和第二型糖尿病的患者，因為原本身體的發炎狀態就較高，增加的發炎反應會讓胰島素阻抗更為惡化。

參考資料和延伸閱讀 ─────────────────

**Post-acute sequelae of COVID-19: A metabolic perspective**
https://elifesciences.org/articles/78200

## 粒線體功能

新冠肺炎感染後的長期症狀，也可能是粒線體功能受損所造成。新冠肺炎感染後幾乎全身所有的器官和組織都會受到波及。就算急性感染時只有輕微的症狀，而且感染後心臟和肺臟的功能也都正常，新冠長期症狀仍然可能讓人變得衰弱。

　　是什麼原因造成新冠肺炎感染後的虛弱、心肺適能下降和活動耐受性不良，目前還沒有定論。有研究認為是心血管系統受到損傷，妨礙氧氣運送到組織，也有研究認為是粒線體功能受到影響。

　　身體活動時需要粒線體產生的 ATP 來提供能量，而粒線體會因應活動的強度和持續的時間來選擇使用的能量基質，也就是代謝彈性。研究顯示，長期新冠症狀的活動耐受性不良與較高的血液乳酸堆積和較低的脂肪氧化速率有關，這表示粒線體功能不良和粒線體的脂肪代謝功能異常，所以恢復粒線體的脂肪氧化能力可能是治療的重點。

　　即使在感染新冠肺炎之前體況正常而且沒有其他的慢性疾病，新冠長期症狀患者的肌肉代謝不良可能會比代謝症候群患者更加嚴重。預防勝於治療，既然知道感染新冠肺炎會嚴重損害粒線體功能，那就在平時先把粒線體功能練好。尤其是現代人的靜態生活嚴重缺乏身體活動，粒線體功能原本就相當不佳。

　　粒線體功能要怎麼練？基礎就是用低強度長時間的身體活動來訓練粒線體的脂肪氧化能力，可以用每天行走 7,000-10,000 步來達成，再加上每星期 1 次的高強度活動來訓練粒線體的乳酸清除能力。也許有人會問說跑步能不能算入步數？騎自行車、游泳等等其他運動要如何算入步數？其實重點不在步數，重點是在強調動態生活，每天盡量達到 1-2 小時的低 - 中強度身體活動，不夠的時間再用行走來補足。

　　如果原本的心肺適能還不錯，感染後也沒有差太多，那還有機會靠復健／運動訓練來恢復。但是如果原本心肺適能就不好，就有可能會轉變成類似肌痛性腦脊髓炎／慢性疲勞症候群的病況，包括氧化還原失衡、粒線體功能不良和全身慢性發炎，這樣會讓身體產生 ATP 的能力受損，以及處於較低的代謝狀態，導致活動耐受性差到無法進行任何活動和訓練，越活動反而症狀越嚴重、狀況越差越疲累，自然就減少了恢復的可能。

### 參考資料和延伸閱讀

Decreased Fatty Acid Oxidation and Altered Lactate Production during Exercise in Patients with Post-acute COVID-19 Syndrome
https://www.atsjournals.org/doi/10.1164/rccm.202108-1903LE

Signatures of Mitochondrial Dysfunction and Impaired Fatty Acid Metabolism in Plasma of Patients with Post-Acute Sequelae of COVID-19 (PASC)
https://www.mdpi.com/2218-1989/12/11/1026

Redox imbalance links COVID-19 and myalgic encephalomyelitis/chronic fatigue syndrome
https://www.pnas.org/doi/10.1073/pnas.2024358118

# 後記

　　人口老化和慢性疾病是當今社會要面對的主要問題之一，現代社會許多的發明和服務看似便利，但是帶來缺乏身體活動的靜態生活卻是問題根源，再加上新冠肺炎來攪局，讓整個情勢更加的嚴峻。

　　所有這些老化和慢性疾病的相關問題，包括肥胖和飲食，其實都是圍繞在身體的能量代謝能力。所以本書花了非常大的篇幅來介紹，希望讓讀者對於這方面的知識，可以有通盤全面的基本理解。

　　對於促進健康和對抗老化，不管是訓練或飲食，現在坊間已經有非常多的書籍和課程，有的確實有效，有的卻荒謬可笑。各種稀奇古怪的方式不斷推陳出新，無法一一加以辯駁論證。但是，會存在必有其道理，只要能夠清楚理解基本的原理，就算別人說得再怎麼天花亂墜，你依然能夠抽絲剝繭逐步拆解，截長補短引為己用。

　　人體會盡量維持自身的平衡穩定，但是也會因應外在的環境變化而產生適應。適應有好有壞，可以向上適應，也可以向下適應，甚至適應不良而走向生命的終點。要怎麼才能最有效地訓練，獲取最大的效果，在已有各種慢性疾病纏身的體況下，又要如何力挽狂瀾亡羊補牢，將在下一本書詳細說明。

Strength & Conditioning 014

# 大夫訓練 I：新世代的主動式健康指引

作　　者｜吳肇基

---

堡壘文化有限公司

| | |
|---|---|
| 總 編 輯｜簡欣彥 | 副總編輯｜簡伯儒 |
| 責任編輯｜郭純靜 | 文字協力｜翁蓓玉、官子程 |
| 行銷企劃｜游佳霓 | 插圖繪製｜柯欽耀 |
| 視覺統籌｜IAT-HUÂN TIUNN | 圖表繪製｜劉孟宗、許峰瑜、IAT-HUÂN TIUNN |

---

出　　版｜堡壘文化有限公司
發　　行｜遠足文化事業股份有限公司（讀書共和國出版集團）
地　　址｜231 新北市新店區民權路 108-2 號 9 樓
電　　話｜02-22181417
傳　　真｜02-22188057
E m a i l｜service@bookrep.com.tw
郵撥帳號｜19504465 遠足文化事業股份有限公司
客服專線｜0800-221-029
網　　址｜http://www.bookrep.com.tw
法律顧問｜華洋法律事務所　蘇文生律師
印　　製｜凱林彩印有限公司
初版首刷｜2024 年 3 月
初版二刷｜2024 年 7 月
定　　價｜新臺幣 550 元
I S B N｜978-626-7375-64-8 / 9786267375655（Pdf）/ 9786267375662（Epub）

---

**國家圖書館出版品預行編目 (CIP) 資料**

大夫訓練 . I，新世代的主動式健康指引 / 吳肇基著 . -- 初版 . -- 新北市：堡壘文化有限公司出版：
遠足文化事業股份有限公司發行, 2024.03
264 面；19 × 26 公分 . -- (Strength & conditioning；14)
ISBN 978-626-7375-64-8( 平裝 )
1.CST: 預防醫學 2.CST: 健康法 3.CST: 保健常識
　　　　412.5　　　113002340

---

9786267375655（PDF）　　　9786267375662（EPUB）